カロリー貯金ダイエット

ホネホネロック
（東城薫）

KKベストセラーズ

なぜ「カロリー貯金」は
こんなに話題になっているのでしょうか？
「無理なくやせることができました」
と評判になっている理由とは？

その答えは本書にあります。

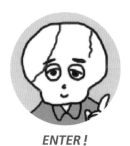

ENTER！

グラフで体重が予測できるから安心なのです！

あすけんではハッシュタグが「#ホネホネ式カロリー貯金」と「#カロリー貯金」では検索で区別されることに気付きました。
今まで後者でしか検索してなかったので、カロ貯仲間がさらにいることを知れてHAPPYです(*^▽^*)

13:55 - 2018年1月30日

カロ貯グラフも見事にぴったり！カロ貯グラフがあることによって安心して体重計にのれます(˘ω˘)
（多めに食べる事が決まっている日は事前に記入してあります）

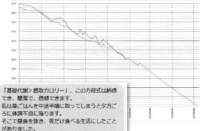

そうそうそうなんですよね！カロ貯だと「もうダメだ」ってなっても（この感覚、分かりすぎます…🏠）今までで1番立ち直りが早い気がします。良くも悪くも積み重ねなんだって気付けるというか、今日食べても明日食べても同じというか、点ではなく線で考えられるというか…（語彙力が…）

0:03 - 2018年1月28日

「基礎代謝＞摂取カロリー」、この方程式は納得でき、簡潔で、信頼できます。
私は早いはんを中途半端に取ってしまうと夕方ごろに体調不良に陥ります。
そこで昼食を抜き、夜だけ食べる生活にしたことがありました。
お腹は空きますが、体調不良になることと比べれば全然問題ないのです。
しかしここでも日中の分を取り返すような晩御飯の摂取で最悪魔のようなものがありました。
そこでもホネホネ式ダイエットで得た「昼食べようが夜食べようが同じ」という言葉に勇気を頂きました。
それを実践。実践というよりも日常です。それが私にとって一番楽な食事摂取方法なのですから。
ありがとうございます。感謝しています。

10.ただただ感謝です
ブログ、ツイッター常日頃から拝見させて頂いています。
カロ貯も作らせて頂きました。
人生で何度目になるのか分からないダイエットですが、今までで一番ストレスを感じる事なく、長く続けられていますし、結果も出ていて、自分に合う方法に出会えて嬉しいです。
それを発見して下さったホネホネさんへ、感謝しかありません。
私はキチンと記録する（他者へ向けて書くのが苦手なので、方書リストも、見る専門。でも、きっと私の様な隠れたカロ貯民は少なくないのだと思って、
今更、私なんかに言われずとも…だと思いますが、ホネホネさんに感謝している人間は、たっくさんいるのだと。

2018-09-04 05:33:24

ホネホネロックさん(@170cm1976)ご提唱の #ホネホネ式カロリー貯金 を始めて早いもので6ヶ月が経ちます。
この6ヶ月間で貯めたカロリーは65,512kcal、今朝の体重はちょうど9kg減の■■kgでした☺
#カロ貯 に出会えて本当によかったです！
#カロリー貯金 #カロ貯民
#ホネホネチルドレン

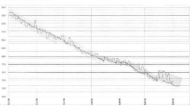

今日の体重体脂肪🔥

やっぱりカロリー貯金は分かりやすい。
とりあえず体重はここら界隈をゆるゆるキープしつつ、体脂肪はしっかり下がってくれるのが理想だな～！

基礎代謝を再計算するのは流石にまだ早いかな。

#■■■■ダイエット
#ホネホネ式カロリー貯金
#カロリー貯金

2 ご縁に感謝しております

あれから毎日Excelを駆使し、カロリー貯金をしてきました。気付けば目標値なんて楽々、「まだいける…まだ落とせる…」とただただ痩せるだけが楽しくて、半年で■kg、1年で10kg落とすことができました。本当にカロリー貯金は楽しいです。楽しみながらやっているので、ダイエットしている気なしに、習慣というか趣味になっています。

しかし、それと同時に一気に頬にシワができ、鬱も抜けてきて…

ようやく私、気付いたんです！！
ペース配分間違えたと！！！！！！！
ちゃんとペースを守っていたら、同じ体重でも、違う自分、違う生活が送れていたのだと痛感しております。
つい夢中になっていました。

私はこれからゆっくり体重を戻す生活に入ります。流石の私も、増える(体重)を見るのはストレスですし、カロリー計算や低カロリーメニューを作ることが癖になっていただいて、消費を上回る数値を食べる事にてもらっくり学びますが、正直どこまで食べたら満足するのかもわからなくなってきたところで、一度生活を見直してみようと思います。

そんな気持ちになれたのも、「カロリー貯金で体重は簡単に落とせる」という自信と経験を持てたからです。本当に感謝しています。

2019-02-04 22:54:30

体重はカロリー以外の影響を受けません！

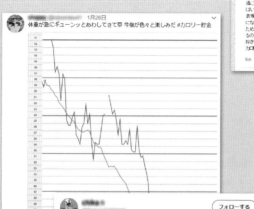

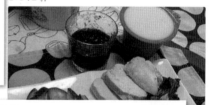

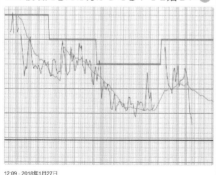

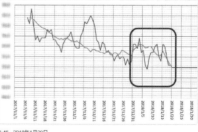

第1章
ホネホネ式
カロリー貯金……11

1. 基本編
カロリー貯金って何?……12

1-A　カロリー＝お金、やせるための王道です……12

1-B　カロリー収支で体重変化の予測が可能……14

1-C　体重測定は週イチ程度で構いません……15

1-D　体重に一喜一憂する必要はなし！……17

1-E　消費（収入）－ 摂取（支出）でやりくり上手に……19

2. 実践編①
カロリー貯金を始めましょう……21

2-A　紙とペンさえあれば大丈夫……21

2-B　自分の消費カロリーを設定します……22

2-C　基礎代謝と消費カロリーの違いに気をつけて……24

2-D　摂取カロリーの計算はざっくり多めに……25

2-E　「お小遣い帳」感覚でカロリー収支をメモ……27

2-F　今はカロリー計算も手軽になりました……28

2-G　カロリーメモで
　　　「なんとなく食べる」も減らせます……30

3. 実践編②
目標設定は体重ではなくカロリーで……32

- 3-A 減量ペースを決めましょう……32
- 3-B 体重を目標にするのは危険です……33
- 3-C 数値だけは減らせる脱水行為に要注意……34
- 3-D 体重は遅れてついてくる！……36
- 3-E 計算は10日ごとひと月ごとの「袋分け」でもOK……37
- 3-F カロ貯の威力、私の実例をご覧ください……40

4. 常識のウソ編
何をいつどの順番で食べても大丈夫……43

- 4-A 1日3食も夜中に1食も吸収率に変わりなし……43
- 4-B 食べ順が影響するのは血糖値です……45
- 4-C 夜食べなければ朝の体重が
  軽くなるのは当たり前なのに……46
- 4-D カロ貯に禁止食材はありません……48
- 4-E 生活スタイルは無理に変えなくても平気……49

5. 実践編③
暴食・過食を防ぐには……51

- 5-A 基礎代謝よりは食べましょう……51
- 5-B 炭水化物（糖質）を断つのはタブー……53
- 5-C 筋肉キープにはタンパク質を……54
- 5-D 体重管理は単純、でも簡単ではありません……56
- 5-E ダイエットは何でもあり、
  それでもカロ貯を推す理由……57

6. 上級編①
カロ貯グラフの作り方 ……59

6-A　グラフを作れたら、もっと楽しくやせられます……59

6-B　たった2本の折れ線グラフで
　　　体重を管理できるすぐれもの……61

6-C　体重計の数字に惑わされないためにも有効です……63

6-D　とりあえず消費カロリーを入力しましょう……65

6-E　見切り発車でも修正できるから問題なし……67

6-F　自分の消費カロリーを簡単に知る方法も……69

6-G　マウンティングはダイエットの大敵です……70

6-H　カロ貯で病気の早期発見も可能？……72

6-I　停滞期もリバウンドも解決です……73

6-J　維持期を設けて安定のダイエットライフを……74

7. 上級編②
運動なしで体脂肪率を落とすには ……77

7-A　タンパク質は摂りだめができません……77

7-B　そもそも体脂肪率って何？……78

7-C　意外！ 体重と体脂肪率は反比例することも……79

7-D　カロ貯とタンパク質を組み合わせましょう……81

7-E　減った体重の8割が脂肪なら順調です……83

7-F　運動から過活動、この落とし穴に気をつけて……84

8. 補足編
旅行や食べ放題への対応は？……87

- 8-A　カロリー計算ができない日もあっていい……87
- 8-B　あとから摂取カロリーを推察することも可能です……88
- 8-C　摂取カロリーをざっくり計算する方法……93
- 8-D　カロ貯ダイエットは長期戦、借金は返済できます……94
- 8-E　高カロリーな物を食べたくなったら……96
- 8-F　食べ放題後の体重増は水分だったりもします……97

ひといきコラム「ハンドル」……100

第2章
ビフォーアフター……103

1. 私のビフォーアフター……104

2. カロ貯民のビフォーアフター……107

3. ホネホネロックの
ブログに寄せられたコメント……116

ひといきコラム「カリスマ」……124

第3章
ダイエットから
過食へのドア、
そして私が戻れた理由……127

1. 過食が止まらなくなった頃……128

1-A　どうしても伝えたいことがあります……128

1-B　初めての過食、それは入口でしかなかった……129

1-C　抜け出すときは孤独……130

1-D　数カ月で13kgの減量……131

1-E　過激ダイエットの後に待っているもの……132

1-F　過食の内容や気持ち……135

1-G　帳消し行為、私は過活動を選んだ……137

1-H　生理ストップを機に、過食に走った私……141

1-I　過食が日常になる流れ……142

1-J　過食する理由を探して、なければつくればいい!?……145

1-K　過食スイッチが入る、
　　　いえ、自分で押しているのです……146

1-L　過食スイッチはいくらでもつくり出せます……147

1-M　「過食」と「食べ過ぎ」の違いって？……151

1-N　過食が習慣化した2015年……151

1-O　さらに悪化する過活動……153

1-P　その考えと行動が過食を呼び寄せる……154

1-Q　ダイエットをあきらめた私……156

2. カロリー貯金と出合うまで……159

2-A　家庭との両立ができなくなりました……159

2-B　私が私の過食を許さない理由……161

2-C　嫌な感情からの逃避としての依存……163

2-D　ネズミを過食にする実験を
　　　人間は自分でやっています……174

2-E　過食は私を助けるために起きたのかも……180

2-F　理解できないことは「信じる」で流されがち……182

2-G　体重はカロリーだ！……184

2-H　やせない理由は意志の弱さじゃありません……187

2-I　過食の治療にもつながったカロリー貯金……188

3. 私の過食対策（現時点での）……193

3-A　負の理由付けにつながるメンタルは置いておく……193

3-B　基礎代謝以上は食べ、維持期を設ける　……196

3-C　「飯テロ」画像はとにかくスルー……200

3-D　消費＜摂取になったときこそカロ貯を思い出せ……202

3-E　深夜過食防止としての夜快食を……203

3-F　空腹イコール「食べなきゃ」にあらず……206

3-G　過食衝動には勝てない、そうならない工夫が大事……207

3-H　妖怪「カショック」というファンタジー作戦……208

3-I　食べたら動けばいい、過活動の危険……212

3-J　一般的な過食対策まとめ……216

3-K　「私の場合」の過食対策１・食事内容編……221

3-L　「私の場合」の過食対策２・メンタルと運動編……225

解説

「カロリー貯金ダイエット」おまけのトリセツです

エフ＝宝泉 薫……230

夢と挫折のダイエット70年史……238

参考サイト……243

あとがき……244

第1章
ホネホネ式カロリー貯金

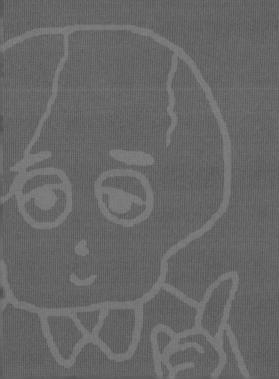

1. 基本編
カロリー貯金って何?

1-A. カロリー = お金、
やせるための王道です

「カロリー貯金」とは、カロリーをお金に見立てて体重をコントロールする方法です。

例えば、収入が20万円で支出も20万円なら、その家にあるお金は変わりません。図1

図1 **収入と支出が同じなら残高は変わらない**

収入（円）	支出（円）	合計（円）	
		500000	←
200000		700000	
	200000	500000	←

体重も同じです。

消費カロリーが2000kcalで摂取カロリーも2000kcalなら、その人の体重は変わりません。図2

※カロ貯体重については後ほど説明します

図2 **消費と摂取が同じなら体重は変わらない**

消費(kcal)	摂取(kcal)	カロ貯体重(kg)	
		50.0000	←
2000		49.7222	
	2000	50.0000	←

このように**カロリー貯金では、消費カロリーを収入、摂取カロリーを支出に見立てて体重を管理**していきます。**消費カロリーと摂取カロリーが釣り合っているとき、**

12 第1章 ホネホネ式カロリー貯金

体重はキープ（維持）されます。

　では、体重を減らしたいときや増やしたいときはどうすればいいでしょうか。

　消費カロリーと摂取カロリーに差をつければ、その分だけ体重が変わります。

消費カロリー＞摂取カロリーだと体重が減ります。 図3

図3 **消費＞摂取なら体重は減る**

消費(kcal)	摂取(kcal)	カロ貯体重(kg)	
		50.0000	←
2000		49.7222	
	1600	49.9444	←

消費カロリー＜摂取カロリーだと体重が増えます。 図4

図4 **消費＜摂取なら体重は増える**

消費(kcal)	摂取(kcal)	カロ貯体重(kg)	
		50.0000	←
2000		49.7222	
	2400	50.0556	←

**　多少の個人差はありますが、7200kcalの差で体重が1kg変化します。**

　この方程式を利用して、カロリーを貯金していくのがカロリー貯金です。

　例えば、消費カロリーが2000kcalで摂取カロリーが1500kcalなら、その日は500kcalのカロリー貯金ができたことになります。

　このカロリー貯金が7200kcal貯まると体重が1kg減る計算です。

　逆に、消費カロリーが2000kcalで摂取カロリーが2500kcalなら、500kcalのカロリー借金になってしまいます。

もちろんこちらも、カロリー借金が7200kcalになると体重が1kg増える計算になります。

　こうして少しずつカロリー貯金を増やしていけば、体重は時間差で後からついてきます。

　体重計に表示される体重は参考程度にして、一喜一憂しないように気を付けましょう。

　なぜなら、**体重は水分や消化器官の内容物などで2～3kgは簡単に増減するからです。**

　脂肪は簡単に増減しないのに、体重計の数字で一喜一憂するのは減量にとって悪影響です。

　そうは言っても、数字の威力はすごいですよね。

　ついつい「こんなに頑張っているのに減らない！」と減量をやめてしまったりします。

　そうならないためのアイテムを次で紹介します。

1-B. カロリー収支で 体重変化の予測が可能

　まずは右頁のグラフをご覧ください。図5

　これは私の「カロ貯グラフ」です。

　カロリー貯金を略してカロ貯（かろちょ）。

　そのグラフなので、**カロ貯グラフ**と呼んでいます。

　実線が実際の体重。

　そして点線が「カロ貯体重」です。

　カロ貯体重とは、先ほどのページで説明した、カロリー貯金で予測される体重のこと。

　つまり、消費カロリーと摂取カロリーの差が7200kcalで1kg体重が変わるという方程式を使って計算した体重のことです。

　さて、ご覧になってどうでしょうか？

　実線（実際の体重）は短期間で増えたり減ったりして

14　第1章　ホネホネ式カロリー貯金

図5 カロ貯グラフ

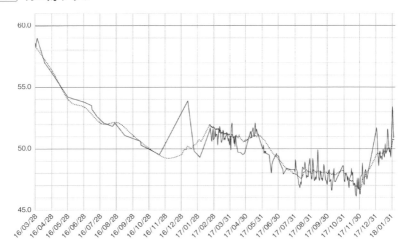

いますが、長い目で見れば点線（カロ貯体重）に沿っています。

　このように、**体重をキープするときも、減らすときも、増やすときも、カロリー貯金で体重を予測できるのです。**

　すると、**体重計の数字に一喜一憂しなくなってきます。**一時的に増えても減っても、点線が本来の体重だと分かることで、メンタルを安定させながら体重管理を続けることができます。

　カロ貯グラフのエクセルは私のブログで配布しています。「カロリー貯金　ホネホネロック」で検索するか、こちらのURLまで。https://ameblo.jp/genryo2013/

1-C. 体重測定は 　　週イチ程度で構いません

　では、体重を量らなくてもいいかというと、そうではありません。

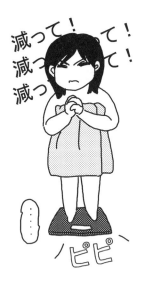

毎日でなくてもよいので、**できれば1週間に1度は量ること**をオススメしています。

それは、カロリー計算が間違っていたとき、**体重がグラフを修正する材料になる**からです。

また別のページで詳しく説明しますが、摂取カロリーを「ざっくり多め」で計算していても、消費カロリー（代謝）には個人差があります。

ある程度の期間でカロ貯体重と実際の体重を比べて、ズレが大きければ修正する必要があります。

例えばこれは、ある人の体重と日々の摂取カロリーを記録し、消費カロリーを1500kcalと1800kcalで比較したカロ貯グラフです。 図6 図7

すると、消費カロリー1500kcalではズレていた実線と点線の角度が1800kcalに変えると合うため、この人の消費カロリーは1500kcalよりも1800kcalのほうが近いということが分かります。

このように、**カロ貯グラフは、摂取カロリー・消費カロリー・体重のうち2つから残りの1つを推察することができます。**

そのためにも、体重は無理のない頻度で量ることをオススメしています。

図6 消費を1500kcalにした場合

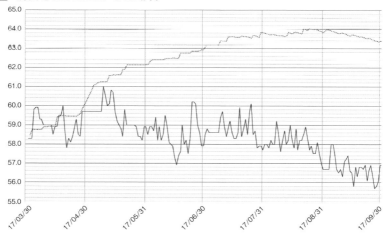

図7 消費を1800kcalにした場合

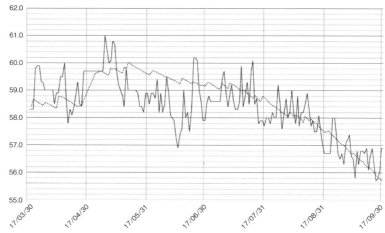

1-D.体重に一喜一憂する必要はなし！

　体重計にピョンと乗って、その数字が前の日より増えていてもショックを受けないという人はこのページを読み飛ばしてもらって構いません。

　ですが、減量中だとなかなか難しいのではないでしょ

うか。そこで、**体重が増えていたときのショックを和らげる対策を3つ**お伝えします。

❶あり得ないぐらい増えた体重を想定してから乗る

　理由はなんでもいいです。

「まだお通じがないから昨日より1kgは増えているはず」

「しかも昨日の晩酌でかなり水分を摂ったから、むくみで合計2kgは増えているはず」

　というように、増えている数字を具体的に想定してから体重計に乗ってください。ポイントは、実際の体重を確実に上回る数字を想定することです。

❷カロリー貯金のとおりに減っていなくても水分だと言い聞かせる

　カロ貯体重のとおりに減っていなくても「これは水分…これは水分…」と言い聞かせてください。

❸減っているときに喜ばない

　増えているとショックなのは当たり前ですが、逆に減っているときこそ注意が必要です。

　ここで喜ばずに淡々と記録することで、増えている時のショックも軽くなります。

　また、カロ貯体重より下回っていたときには「これは脱水…これは脱水…」と言い聞かせて、近々増える覚悟もしておきましょう。

　たかが体重測定と侮ることなかれ。

　減量中、体重が思ったように減らないというストレスから自暴自棄になって暴食してしまうということは割とよく聞きます。

　逆に、思ったより体重が減っていたときに気が緩んで食べ過ぎてしまうというのもあるあるです。

18　第1章　ホネホネ式カロリー貯金

ですが、カロリー貯金をコツコツ貯めていけば、実際の体重はカロ貯体重に近づいてきます。

　体重計の数字に一喜一憂してカロリー貯金を減らしてしまうのはとてももったいないことです。

　上記の心構えが、体重を量るときのお役に立ちますように。

1-E. 消費（収入）− 摂取（支出）で　　やりくり上手に

> 収入＝消費カロリー
> 支出＝摂取カロリー

　まずは家計でイメージしてください。

「30万円使ったから20万円の給料を30万円に増やそう」というのは大変ですよね。

　残業したり別のバイトを入れたり、無理をすることになります。

　普通は「20万円の給料だから20万円以内でやりくりしよう」という流れのはずです。

　これはカロリー貯金でも同じです。

「3000kcal食べちゃったから2000kcalの消費カロリーを3000kcalに増やそう」は危険です。

　歩いたり走ったり、食べた分を消費しようと無理をすることになります。

　これも「2000kcalの消費カロリーだから2000kcal以内で摂取カロリーをやりくりしよう」をオススメします。

　あくまでも、収入ありきの支出です。

　つまり、消費カロリーに対して摂取カロリーを調整し

19

ます。

　よく「食べたらその分動けばいい」と聞きますが、それは危険だと思います。

　なぜなら、**消費カロリーの大部分は、基礎代謝という寝ていても消費されるカロリーだからです。**

　そこに日常生活や運動で消費されるエネルギーが足されます。ということは、**消費カロリーを増やすのは難しい**のです。

　消費カロリーを100kcal増やすのは大変です。

【例】

50kgの人が普通に歩いて（時速4km）1時間約100kcal消費が増えます。※ネットで調べると基礎代謝が含まれた数値（この例なら約150kcal）が出ることが多いので注意してください。

　ですが、100kcal食べるのは簡単です。

　そのため、書き方も消費を先に持ってくることをオススメします。例えば、次の言葉は同じ意味ですがイメージが変わりませんか？

　消費カロリー＞摂取カロリー

　摂取カロリー＜消費カロリー

「消費カロリー＞摂取カロリー」だと、消費カロリーの範囲内で食べる量を調整しようというイメージです。

　一方「摂取カロリー＜消費カロリー」だと、食べたカロリーを帳消しにするため運動して消費カロリーを増やそうというイメージがします。

　繰り返しになりますが、**消費カロリーに合わせて摂取カロリーを管理するのがカロリー貯金の基本**です。

2. 実践編①
カロリー貯金を始めましょう

2-A. 紙とペンさえあれば大丈夫

　では、カロリー貯金を始めてみましょう。

　紙とペンで記録しても、エクセルに入力しても、どんな方法でも構いません。

　まずは、**始めることのハードルを下げて、とにかくやってみます。**

　そして次に、**続けるためのハードルを下げて、**とにか

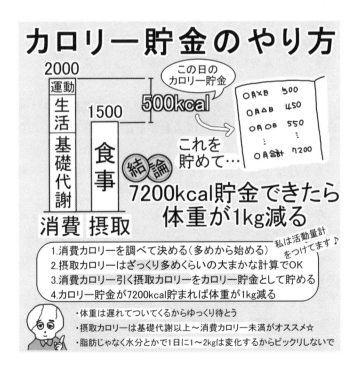

21

くやり続けます。

　まずは1カ月……女性の場合は周期の関係もあるので1カ月半は続けることをオススメしています。

> カロリー貯金に必要な数値は3つ。
> ❶消費カロリー
> ❷摂取カロリー
> ❸体重

2-B.自分の消費カロリーを　　設定します

　このページのタイトルをご覧ください。

　「自分の消費カロリーを設定します」と書いてあります。

　決して「消費カロリーを知る」ではありません。

　そう、消費カロリーはまず自分で決めてしまいます。

　ネットや本で調べてもいいですし、活動量計を使ってもいいです。

　後で修正することを前提に、とりあえず消費カロリーを決めてしまいます（私は活動量計の数値をそのまま使うことにしています）。

　ある程度は調べたほうが誤差を少なくできると思いますが、テキトーで大丈夫です。

　なぜなら、消費カロリーを厳密に計算することは現実的じゃないからです。

　心拍数・体温・体重・体脂肪率・遺伝子……さまざまな要素が絡むので、厳密に計算するのは無理です。

　そして、摂取カロリーのほうも完璧に計算する方法がないため、消費カロリーを厳密に計算する必要もないのです（例えば野菜や果物・魚や肉のカロリーは季節や部

位でも違います）。

　ここで、皆さんが必ずといっていいほど引っかかることがあります。

　それは「**サイトや本によって消費カロリーが違う**」ということです。

　この本では詳しく書きませんが、消費カロリーの計算方法は主だったもので5つほどあります。

　身長・体重・年齢・性別を同じように入力しても、そのサイトや本がどの計算方法を採用しているかによって結果が変わってくるのです。

　そんなとき、ストイックな人ほどこう考えます。
「もし消費カロリーを実際より多く設定してしまって体重が減らないとイヤだから、なるべく消費カロリーが低く出るサイトの数値を使おう」

　これはとても危険です。

　少なすぎる消費カロリーの設定は、少なすぎる摂取カロリーの原因になります。

　そしてその状態が長く続くことで、食べることが怖くなったり、反動の暴食が起きたりと、さまざまな問題が発生します。

　健やかな体重管理のためにも、**消費カロリーは多めの数値から始めることをオススメ**しています。

　どの消費カロリーが自分に合うのか迷ったときには、多めの数値を使ってください。

　前のページで説明したように、実際の体重とカロ貯体重のズレを見ながら後々修正していくことができるのでご安心ください。

【参考】

　41歳・50kgで、一日をほぼ座って過ごし、家事以外の運動を一切しない私の場合、基礎代謝は1200〜1300kcal、消費エネルギーは1600〜1700kcalあたりです。

私より若い人、立ち仕事の人、体重が多い人、運動する人、男性はこの数値より多くなると思います。

2-C.基礎代謝と消費カロリーの違いに気をつけて

基礎代謝というのは、一日中寝ていても消費されるカロリーです。

体温を保ったり、心臓を動かしたり、そういった生命維持活動で使われるカロリーです。

消費カロリーと同じく、計算できるアプリもありますし、ネットで検索してもすぐ出てきます。

この基礎代謝をそのまま消費カロリーとしてカロリー貯金のデータに使ってしまうと、摂取カロリーを恐ろしく低く抑えることになってしまいます。

ですから、**消費カロリーとは基礎代謝のことではない**ということを強調しておきますね。

基礎代謝と消費カロリーの違いについても簡単に触れておきます。

消費カロリーを計算する場合、基礎代謝に身体活動レベルを掛けるやり方が一般的です。

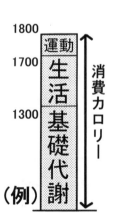

あまり動かない生活スタイルの場合は基礎代謝に1.3を掛け、普通に動く生活なら1.5を掛けるというようなやり方です。これも検索すると詳しい説明が出てくると思います。

【参考】

私の基礎代謝を1300kcalとした場合、ほとんど動かない生活のため1.3を掛けます。

すると消費カロリーが1690kcalとなり、活動量計の数値とほぼ合っています。

これに加えて1時間ウォーキングしたとか30分泳いだとか、何か特別な運動をした場合はそのカロリ を足します。

こちらも「**運動で消費されるカロリー**」というようなワードで検索すればいろいろと出てきます。

SNSで「基礎代謝より摂取カロリーを抑えればやせる」というような表現を見かけます。

もちろん減量ペースも優先順位も人それぞれです。

ですが、それはとても危険だということを伝えたくてこのページを書きました。

基礎代謝ではなく、消費カロリー＞摂取カロリーなら減量できるということを強調させてください。

2-D.摂取カロリーの計算は　ざっくり多めに

摂取カロリーは「ざっくり多め」で計算することをオススメしています。

理由は以下のとおりです。

❶何となくイメージしているより実際のカロリーは高いことが多い（特に体に良いとされる食べ物）

❷食べてない物を記録することはないが、食べた物を忘れることはある

❸野菜や調味料にもカロリーがあることを忘れがち

これらの誤差を少しでも小さくするために、摂取カロリーはざっくり多めに計上します。

次頁をご覧ください。これはノートに記録していた頃のものです。 図8

かなり「ざっくり」なのは伝わりますか？

図8 ノートで摂取カロリーを記録

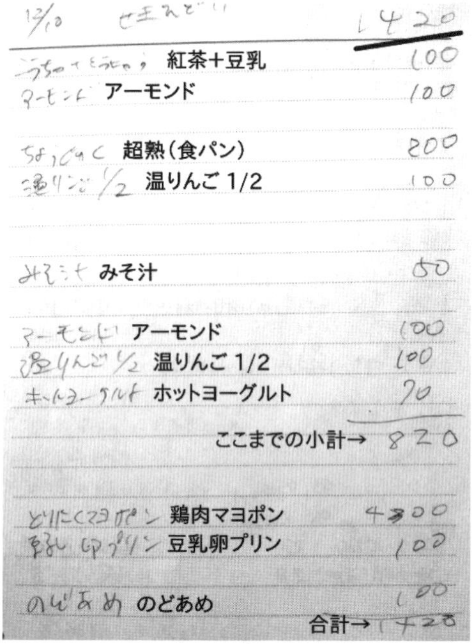

なんたって、出てくるカロリーが50・70・100・200・400（笑）

今はスマホのアプリで計算しています。

使いやすいもので構いませんが、カロリーの他にタンパク質量も分かるタイプがオススメです。

そして、アプリを使う場合でも「ざっくり」入力していきます。

元から入っているデータを使ってテキトーにグラム数などを入力して使います。

私は1日分のカロリーを50刻みで計上することで「ざっくり多め」としています。

例えばアプリで1423kcalとなれば1450や1500で計上するということです。

注意としては、**タンパク質量まで多めに計上しないこ**

26　第1章　ホネホネ式カロリー貯金

と。

　**タンパク質だけは必要量を超えて毎日摂取する必要が
あります。**

※運動をしなくても筋肉が減らないという大きなメリットが得られる
　（後述します）。

　繰り返しになりますが「ざっくり多め」です。

　ノートの書き方やアプリの入力方法は大ざっぱでもテ
キトーでもいいのですが、摂取カロリーの計上はざっく
り多めをオススメします。

　これも続けているうちに、自分が無理なく続けられる
方法を見つけられるようになってきます。

2-E.「お小遣い帳」感覚で
　　カロリー収支をメモ

　次頁にスマホアプリのスクリーンショットがありま
す。

　何のアプリか分かりますか？ 図9

　お小遣い帳アプリです。

　でも、入力している数値はお金ではありません。

　**上段の収入に入力されているのが消費カロリー、下段
の支出が摂取カロリー**です。

　この方法は、Twitterでカロ貯民（かろちょみん＝カロ
リー貯金を実践している人）の一人がやっているのを見
て、真似させていただきました。

　今ではカロ貯民に広まって定番化されています。

　特に何か決まったアプリがあるわけではないので、使
いやすいもので大丈夫です。

　もちろん、アナログ派の人はノートでも。

　私は、バックアップも兼ねてマンスリーカレンダー式
の手帳にも同じ内容をメモしています。

図9 お小遣い帳アプリでカロリー収支を記録

SUN	MON	TUE	WED	THU	FRI	SAT
	1 1709 2200	**2** 1506 1750	**3** 1582 1400	**4** 1509 1450	**5** 1548 1300	**6** 1515 2300
7 1534 1150	**8** 1538 1750	**9** 1564 1450	**10** 1455 1300	**11** 1532 1700	**12** 1772 2000	**13** 1545 2050
14 1531 1950	**15** 1512 1600	**16** 1525 1600	**17** 1618 1650	**18** 1629 1500	**19** 1577 1550	**20** 1600 1450
21 1997 4000	**22** 1537 1550	**23** 1632 1550	**24**	**25**	**26**	**27**
28	**29**	**30**	**31**			

	前月繰入金額	20693
1	収入	36467
	支出	40200
2018	収支差額	-3733
	累計残高	16960

2-F. 今はカロリー計算も 手軽になりました

　お小遣い帳以外で使っているアプリが、**スマホのカロ
リー計算アプリ**です。

　カロリー計算をしてくれるアプリが登場してから、カ
ロリー計算というダイエット方法はかなり一般的になっ
たと思います。

　5年……いや3年前の感覚だと、確かにカロリー計算
は大変なイメージがありました。

　カロリー計算をしていると話すと「うわ～そんな細か
いことよくやるね」と言われたりもしました。

　ちょっと今からは信じられないかもしれませんが、カ

28　第1章　ホネホネ式カロリー貯金

ロリー「神話」と言ってバカにする人もいたぐらい、カロリー計算自体が下に見られるような雰囲気があったと思います。

ですがここ数年で、カロリー計算をダイエット方法に取り入れる人が増えました。

スマホアプリの登場により、カロリー計算が手軽になったからです。

その証拠に、カロリー計算に対して固定観念のない世代（私の主観ですが30代前半より若い人）から「カロリー計算が大変」という声をあまり聞かないのです。

ダイエットにおいて精神面の安定やモチベーションの維持はとても大切です。

自分の食欲と向き合い、多少のガマンや努力も必要になります。

となると、それ以外のストレスは少ないほうが良い。

数年前まではカロリー計算自体がそのストレス源になる可能性がありました。

でも、**今ならカロリー計算アプリで簡単に摂取カロリーを管理することができる。**

また、健康志向という時代の流れもあり、食品にはカロリーが記載されるようになりました。

現時点ではまだ糖質と食物繊維がまと

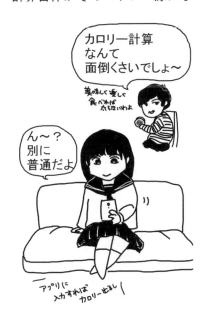

めて「炭水化物」として記載されていることも多いのですが、カロリー貯金ではカロリーだけ分かればいいので問題ありません。

ということは、**今がカロリー計算でダイエットをするのに最適な時代なんじゃないでしょうか。**

カロリー計算に対して、あまり良いイメージを持っていない世代の人は「難しい」とか「細かい」というような固定観念を取っ払っていただけるとハードルはずいぶん下がると思います。

そして「やるからには完璧にやりたい」とご自身でまたハードルを上げずに、ざっくり多めで始めていただきたいと思います。

2-G.カロリーメモで「なんとなく 食べる」も減らせます

矛盾するようですが、カロリー計算は大変だというイメージもあっていいんです。

なぜなら「これを食べたらカロリーを計算してノートに書くのが手間だな」という小さなハードルを利用している部分もあるからです。

レコーディングダイエット……ってご存じでしょうか。

食べた物をノートに書くというダイエット方法です。

カロリー計算や制限は後の段階で、まずは食べ物

オートミール
30グラム

スライスチーズ
1枚

たまご
1コ

カロリー240kcal
たんぱく質 13.7g
脂質 10.8g
炭水化物 21.1g

パッ

30　第1章　ホネホネ式カロリー貯金

をノートに書くだけ。

　それでもさっき言ったように「書くのが面倒」という気持ちが食べることのハードルになる。

　実際に私もやっていましたし、効果はありました。

　だって、書くのが面倒というハードルのおかげで自然と摂取カロリーが減りますからね。

　それでも書くことに慣れたら（ハードルが下がったら）カロリー計算に移行する。

　私がやっていたのは20年前ですが、カロリーを計算するためにはパソコンか本で調べるしかなかったので、それはかなりのハードルになりました。

　それでも計算に慣れてきたら、今度は摂取カロリーの上限を決める。

　ここまで来たら、普通のカロリー制限ですね。

　このように、カロリー貯金にはメリットが少なくとも2つあることが分かります。

❶カロリー収支を計算することで体重が予測できる
❷カロリー計算をすること自体が「何となく食べること」のハードルになる

　カロリー計算のハードルを「何となく食べること」のストッパーとして利用しつつ、ご自身が続けられる緩さで続けていただきたいと思います。

31

3. 実践編②
目標設定は体重ではなくカロリーで

3-A. 減量ペースを決めましょう

　カロリー貯金では、体重を減らしたり増やしたりするペースを自分で決めることができます。
　ただし、体重ではなくカロリー貯金額をベースに考える方が安全です。
　ここでもう一度確認しましょう。
　消費カロリー＝摂取カロリーだと、体重は変わりませ

体重を減らすペースの計算

1ヵ月で2kg減らしたい

A子さん

1kg減らすために必要なカロリー貯金は7200kcalということは…
7200kcal × 2kg = 14400kcal
これを30日で割ると1日480kcalの貯金が必要

A子さんの1日の消費カロリーは2000kcal
2000 - 480 = 1520
1日の摂取カロリーを1520kcal以下にすれば
1ヵ月で2kg体重が減ります

消費＜摂取になっても大丈夫
1週間や10日ずつ計算して
だいたい予定どおりになるよう
調整すればOK

10/1　1480　(520)
10/2　1430　(570)
10/3　1350　(650)
10/4　1510　(490)
10/5　2430　(-430)
10/6　1500　(500)

なるべく安全で健やかに☆

基礎代謝を下回らない
・私（ホネホネロック）の場合は食べる量が少なすぎるとその反動で過食してしまうことがよくありました
・貯金を早く貯めたくても急がば回れだと思っています

タンパク質を必要量以上に摂る
・必要量以上のタンパク質を摂れば筋肉は減らない
・どうせ体重を減らすなら脂肪から減らしたい

炭水化物（主食）を断たない
・私は炭水化物が怖かった時期があります
・そのときは低カロリー食材の過食状態でした
　（鍋いっぱいの野菜・きのこ・糖質ゼロ麺）

ん。

　消費カロリー＞摂取カロリーなら、体重は減ります。

　消費カロリー＜摂取カロリーなら、体重は増えます。

　消費カロリーと摂取カロリーの差が7200kcalで体重が1kg変わります。

　では、30日間で体重を1kg減らしたい場合は、1日にどれぐらいのカロリー差をつければよいでしょうか。

　7200（kcal）×1（kg）÷30（日）＝240kcal

　消費カロリー＞摂取カロリーの差が1日平均240kcalになるようにすれば良いのです。

　念のため、30日間で体重を2kg減らしたい場合も計算してみましょう。

　7200（kcal）×2（kg）÷30（日）＝480kcal

　消費カロリー＞摂取カロリーの差が1日平均480kcalになるようにすればよいのです。

　つまり、**目標を体重ではなくカロリー貯金額にします**。「1カ月で体重を1kg減らす」ではなく、「1カ月でカロリー貯金を7200kcal貯める」というふうに。

3-B. 体重を目標にするのは
　　　危険です

　なぜ、**体重を目標にすると危険**なのか。

　それは**脱水行為にハマる可能性**があるからです。

　体重は水分や消化器官の内容物で簡単に増減します。ですが、脂肪は簡単に増減しません。

　これを理解するのに、とても簡単な例えがあります。

　水1ℓは1kgで0kcalです。これを飲むと、体重は一時的に1kg増えますが、脂肪は増えません。

　何を当たり前のことを言っているのかと思う人もいるでしょう。

ですが、体重を減らそう減らそうとしているうちに、こんな当たり前のことが分からなくなってくるんです。

　少なくとも私はそうでした。

　それは体重という数値への依存です。

「10日で1kgやせよう！」

「毎日0.1kgずつ減らせば達成できる！」

　と、いうような発言をSNSなどのインターネット上で見かけることがよくあります。

　そして運動をしながら食事制限をする。

　つまり消費カロリー＞摂取カロリーになるように努力する。

　でも、体内の水分量や消化器官の内容物の差で、思った通りには体重計の数値に反映されません。

　一気に水分が抜けて0.5kg減る日もあれば、5日間全く変動がない期間もあれば、女性の周期などで逆に1kg増える時もあります。

　それが自然ですし、それを繰り返しながら**長い目で見ればカロリー収支どおりに増減**していきます。

　ここで「なんとしてでも毎日体重計の数値を減らしたい」という数値依存が勝ると、脱水行為にハマることになります。

3-C. 数値だけは減らせる
　　　脱水行為に要注意

　脱水行為とは、体重計の数値を減らす目的で、体内の水分や内容物を減らすことです。

　以下はその方法の一部です。

❶長風呂

❷夜の食事を減らす

❸炭水化物（糖質）を減らす

❹水分や重さのある食べ物を避ける
❺下剤や利尿剤の使用
❻嘔吐やチュー・イングなど

　❶は、発汗によって体重が減ります。

　❷は、例えば朝8時に体重を量る人が23時に食べ終わるのと18時に食べ終わるのを比べた場合、排便・排尿・発汗・代謝などの関係で、体重測定の時点では後者のほうが体重が減っています。

　❸は、糖質1gが吸収されるには水分3gと結びつくため、糖質を減らせば水分が抜けて体重は落ちます。

　❹は、水分や食べ物の質量で体重を増やさないようにします。

　❺と❻については説明不要ですよね。

　塩分を控えて水分を貯め込まないようにしたりする、いわゆる「むくみ対策」も水分を抜くという意味では同じですが、むくみを取るというのは不要な水分を排出させるという意味合いが強いため、補足程度にしておきます。

　私の感覚ですが、❶〜❸あたりは普通の人でも脱水行為だと知らずに「やせる（脂肪が減る）」と思ってやっているような気がします。

　でも、❹については割と闇が深い（脱水行為として重症）ような気がします。

　しかも「太る（脂肪が増える）のは食べ物の重さではなくカロリー収支」だと頭では理解している場合が多いんですよ。

　なのに、どうしても体重計の数値を減らしたくて、カロリーより質量（食べ物の重さ）を気にしたり、カロリーとともに質量を控えるようになってしまう。

　そんなバカなと思われているうちは大丈夫ですが、体重依存がひどくなっていくと本当に水も飲めなくなりま

す。くれぐれもお気をつけください。

3-D. 体重は遅れてついてくる！

　脱水行為のように、体重計の数値だけを減らす方法ならたくさんあります。

　ですが、体の水分や消化器官の内容物を減らすことが減量の目的ではないはずです。

　やせたいという希望がある場合、普通は脂肪を減らすことが目的ではないでしょうか。

　そして、**体重は簡単に増減しますが、脂肪は少しずつしか変わりません。**

　数字が人に与えるモチベーションがすごいというのは事実ですが、それは体重計の数値でなくカロリー貯金であったほうが安全だというのが私の考えです。

　ここでもう一度、下のカロ貯グラフを見てみましょう。 図10

　実線が実際の体重。

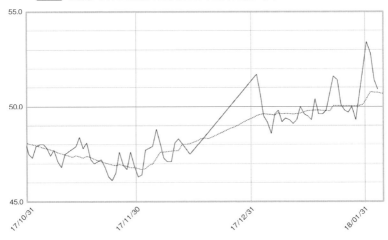

図10　実際の体重とカロ貯体重の折れ線グラフ

第1章 ホネホネ式カロリー貯金

点線は、カロリー収支から計算したカロ貯体重です。

このグラフでも分かるように、体重計の数値（実線）は短期間で増減します。

ですが、カロ貯体重（点線）の動きは緩やかです。

そして点線に沿うように実線は推移していきます。

カロリー貯金なら、消費カロリーと摂取カロリーの差を貯めていくだけです。

水や食べ物の重さを気にすることも、糖質や塩分による水分の溜め込みを心配することもありません。

最大ポイントは「体重は遅れてついてくる」ことを理解しておくことです。

カロリー貯金額が7200kcalに達したからといってすぐ1kg減るわけじゃありません。

逆に、ダイエット当初は水分が抜けることも多いので、計算以上に減ったりします。

すると過剰に減った（水分が抜けた）分、減らなくなる（水分が適正に戻る）期間が続くこともあります。

このあたりも余裕を持って観察し、カロリー貯金額と体重の減り方に大きなズレがあるようなら消費エネルギーを見直します。

これを繰り返すことで、自分に合ったカロリー貯金の方法が分かってきます。

3-E.計算は10日ごとひと月ごとの 「袋分け」でもOK

30日で1kg減らしたい場合、1日あたりのカロリー貯金は240kcalです。

ただし、これは毎日守る数値ではなく、数日〜10日程度の平均で大丈夫です。

むしろ、**毎日の収支計算はしないほうが安全**です。

今日の消費カロリーから摂取カロリーを引いて「今日は○kcalも貯金できた☆」とやるのは楽しかったり、モチベーションが上がったりします。
　ですが、収支計算を毎日やってしまうと、摂取カロリーが消費カロリーを超えた時点で暴食してしまうということがよくあります。
「今日は摂取カロリーが消費カロリーを超えたからダメな日だ」
「どうせダメな日だから今日のうちにいつもはガマンしている物を食べてしまおう」
　という、いわゆるゼロ百思考に陥ってしまいがちです。
　または「このままだと摂取カロリーが消費カロリーを上回ってしまうから、走って消費カロリーを上げよ

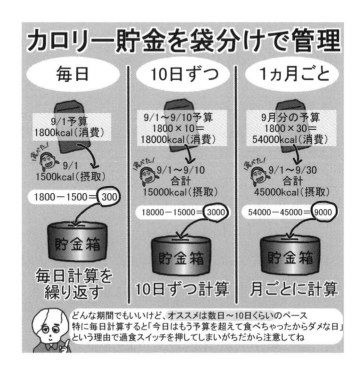

第1章　ホネホネ式カロリー貯金

う！」と深夜にジョギングへ出かけるなどの過活動（後ほど説明します）になったりします。

そこでオススメするのが「袋分け」です。

家計をやりくりする方法として雑誌等で紹介されていますので、イメージしやすいと思います。

カロリーも同じように考えてみてください。

とはいえ、いきなり1カ月も収支計算しないと不安だと思います。

例えば私は、数日→1週間→10日と袋分けの期間を少しずつ延ばしてきました。

まずは数日から始めて、それぞれが心地よい期間を見つけてください。

カロリー貯金のよいところは、カロリーの出入りを把握することです。

体重計の数値を減らそうとするよりも、まずはカロリー貯金を貯める。

体重は後からついてくるから、貯金が体重計に反映されるのを待つ。

こうしてカロリー貯金を長く続けていくうちに「**食べたい物を今日食べても明日食べても同じ**」だということが自然と腑に落ちてきます。

当たり前に聞こえるかもしれません。

でも、ダイエット中に暴食をしてしまう原因の一つに「今日はダメな日だからいつもはガマンしているものを今日のうちに食べてしまおう」という思考があるのは確かです。

この「袋分け」をイメージすることで、今日食べても明日食べても同じだと、頭ではなく気持ちで納得できるようになる手助けをカロリー貯金ができたらいいなぁと考えています。

39

3-F. カロ貯の威力、 私の実例をご覧ください

「体重ではなくカロリー貯金額」と言われても、「カロリー収支のとおりに体重は遅れてついてくる」と言われても、信じられないかもしれません。

実際の体重は水分などによって大きく変動しますから、どうしても気になってしまいます。

それに比べてカロリー収支から予測されるカロ貯体重は、1日平均300kcalの貯金を20日貯めたって1kgも減りません。

300kcal×20日＝6000kcal
6000kcal÷7200kcal＝0.83kg減

そこで、私がブログで記録しているうちの一部分をここに転載します。

まずは、2017年10月7日の記事から。

9月29日

体重 47.1kg

体脂肪率 16.4%

10月と11月は、2カ月で7200kcal貯め、46.2kg以下を見ることを目指します。

9月29日が47.1kg→7200kcalで1kg減る→11月末あたり

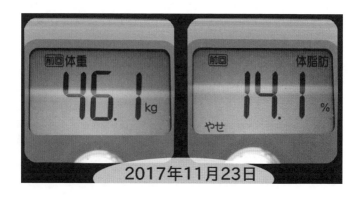

には46.1kg予定

そして、2017年11月24日の記事から。

11月23日

体重 46.1kg

体脂肪率 14.1%

11月の目標も達成できたし、11月末に46.1kgという予測もビシィッと当たりました！

いかがでしょうか。もちろんこれは一例です。

水分摂取量や女性に固有の周期に左右されたりして、こんなにピタッと合うことばかりではありません。

こんなふうにピンポイントで比べるのではなく、基本的にはカロ貯グラフや推移で比べるほうが安全だと思っています。

グラフだとこうなります。 図11

お分かりいただけるでしょうか。

実際の体重（実線）も1kg減っていますが、カロ貯体重（点線）も1kg減っています。

そして、実線と点線の角度（推移）も合っています。

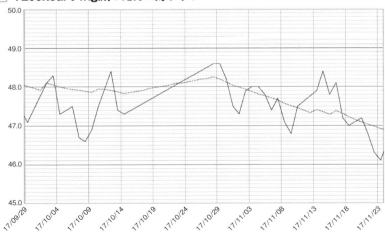

図11 7200kcalで1kg減ったカロ貯グラフ

ですが、実線が点線より多くなってしまう日もあれ
ば、下回る日もあります。

　カロ貯体重を基準にして体重管理をするということ。

　**それによって、一時的に体重が増えても減っても、メ
ンタルを安定させながらダイエットを続けられる。**

　これがカロリー貯金最大のメリットだと思います。

4. 常識のウソ編
何をいつどの順番で食べても大丈夫

4-A. 1日3食も夜中に1食も吸収率に変わりなし

　カロリー貯金は、カロリー収支で体重を予測できることが一番の特徴です。

　ですが、それと同じくらい大きな反響があるのが**「何時に食べても吸収率は変わらない」**ということです。

　例えば、私は23時台に以下のような食事をします。

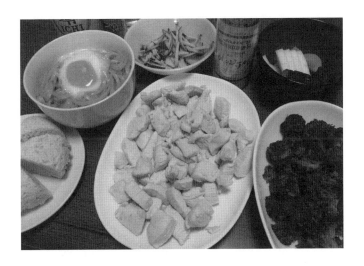

　　稲庭うどん1玉を麺つゆで煮て温泉卵をトッピング
　　鶏むね肉のマヨソテー300〜400g
　　ブロッコリーの蒸し焼き250g
　　…等々。

炭水化物もタンパク質もたっぷりで、だいたい1000kcalほどになります。
「え〜！　夜遅くに食べると太るよ〜！」
とおっしゃる気持ちはよく分かります。
　私も10年ぐらい前まではそれに近いことを思っていました。
　ですが、カロリー記録を長く続けていると、夜に食べると太るという思い込みがなくなります。
　何時に何を食べようと、消費カロリーと摂取カロリーが釣り合っていれば体重は変わらないということがデータで分かるからです。
　何時に何を食べても、長い目で見て消費カロリー＞摂取カロリーなら減量、消費カロリー＜摂取カロリーなら増量するという経験をするわけです。

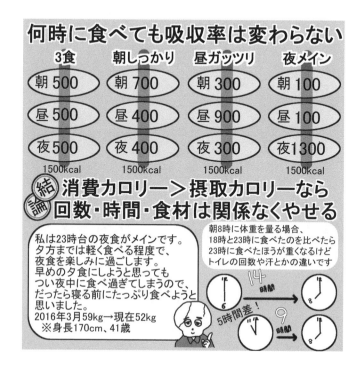

あくまでも一例ですが、1000kcalの夜食以外に朝食と昼食を300kcalずつ食べたとしても、1日の合計は1600kcalです。

消費カロリーが同じ1600kcalなら体重はキープされます。

念のために書きますが「夜に食べるとやせる」と言っているわけではありません。

何時に何を食べても、長い目で見ればカロリー収支どおりに体重は変化するという意味です。

4-B. 食べ順が影響するのは血糖値です

食べる順番も関係ありません。

食べる時間や順番に関係なく、カロリー収支のとおりに体重は増減します。食べる順番が関係するのはカロリーではなく血糖値です。

この本で詳しく書くことはありませんが、○○から先に食べると血糖値が上がりづらいというような情報をよく耳にするようになりました。

ですが、食べる順番によってカロリーの吸収率が変わることはありません。

ちなみに、私は炭水化物(主食)や甘い物から先に食べています。

炭水化物を先に食べると、他の物から食べ始めるよりも早めに満腹感と満足感が得られるように感じるからです。

野菜やきのこ類などの低カロリー食材を大量に食べていた時期がありました。

大げさではなく、家庭用の土鍋いっぱいになるほどの量です。

45

一例ですが、もやし1袋・長ネギ2本・大根1/2本・えのき2袋・糖質ゼロ麺2袋で1品（1食ではなく）というような状態でした。

　そうして低カロリー食材や「かさ増しレシピ」で胃を膨らませて満腹になっても、脳や心が満足していないようで物足りなさがありました。

　その結果、食後でお腹はいっぱいなのに物足りなさから甘い物や炭水化物を暴食するということが何度も繰り返し起きました。

　その経験から、私は今のところ炭水化物から食べ始めています。

　これも「炭水化物ファーストにすればやせる」ということではありません。

　ベジタブルファーストが良い人はそうすればいいし、いきなりステーキが良い人はそうすればいい。

　何から食べてもカロリー収支のとおりに体重が推移するんだから、**自分が心地いい食べ順で好きに食べればいいということ**です。

4-C. 夜食べなければ朝の体重が 軽くなるのは当たり前なのに

　どうして「夜に食べると太る」という思い込みが広まるのか。

　次の状況を想像してみてください。

　18時に食べ終わって14時間後の朝8時に体重を量る。

　23時に食べ終わって9時間後の朝8時に体重を量る。

　これを比べたら、後者のほうが水分や消化器官の内容物の分、体重は重く表示されますよね。

　もっとシンプルにしてみましょうか。

　18時に1ℓの水を飲み、3回トイレへ行って、23時に

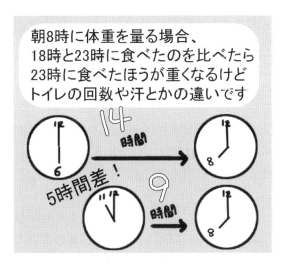

体重を量る。

23時に1ℓの水を飲み、直後に体重を量る。

もちろん後者のほうが体重は重く表示されます。

これを理解していないと、いつもより遅く食べた翌朝、いつもと同じ時間に体重を量って「いつもより重い！　やっぱり夜遅くに食べると太るんだ！」と思い込んでしまうことになります。

カロリーは朝でも昼でも夜でも、同じように吸収されます。

基礎代謝が消費カロリーの大部分を占めることを考えれば、食べた直後に寝ても、数時間後に寝ても変わらないことが分かります。

「晩ご飯は早めに」がダイエットの定番として言われますが、合う合わないがありますよね。

独り暮らしで早く寝ることができる人なら向いているかもしれませんし、私みたいに家族の食事の準備が22時頃になる人には向いていないかもしれません。

いえ、夕方に自分の食事を済ませて夜遅くに家族の食事を用意しても、食べたくならない人なら合うかもしれ

ませんし、人それぞれですが。

　また「食事は寝る○時間前に」というのもよく聞きますが、私は食べてすぐ寝るのが心地いいです。

　これも、食べてすぐ寝ると不快だという人は早めに食べておけばいいと思います。

　だけど、本当は食べてすぐウトウトしてくるのに「ダメだ！　食べたら○時間は起きていないと太る！」と必死に睡魔と闘うなら……寝たほうがいいんじゃないかと思うんです。

　というわけで、**夜遅くに食べないというスタイルが合う人はそうすればよいし、夜遅くに食事の誘惑が多い人は、寝る前に食べることを前提に食事を組み立てるのも良いと思います。**

4-D.カロ貯に禁止食材はありません

　カロリー貯金をやるうえで、食べてはいけない物＝禁止食材はありません。

　推奨する食材もありません。

　それぞれ、食の好みも生活スタイルも食費も違いますからね。

　ただ、一つだけ注意してほしい栄養素があります。

　タンパク質量だけは確保することをオススメします。

「消費カロリー＞摂取カロリーでお菓子を好きなだけ食べてやせよう！」

「消費カロリー＞摂取カロリーでパンや米を好きなだけ食べてやせよう！」

　減量だけに注目するなら、それでも体重は減ります。

　ですがそういう食生活だと、必要なタンパク質量が確保できない可能性が高くなります。

　必要量のタンパク質が確保できないと、筋肉量が減っ

てしまいます。

　ということは、体脂肪率が減らなかったり増えたりしてしまいます（この本では言及しませんが、肌や髪や粘膜などヒトにとってタンパク質は重要な栄養素でもあります）。

　カロリー貯金に禁止食材がないということが分かれば、あとは個々が続けられる（過食にならずにいられる）ペース配分や食事内容を見つけるだけです。

4-E. 生活スタイルは無理に
　　変えなくても平気

「体重はカロリー以外の影響を受けない」という正しい知識があれば、減量はシンプルになります。

　夜遅くに食べても太らないし、食べる順番も関係なく、禁止食材もない。

　それぞれのライフスタイルに合わせた時間に食べてよく、運動が嫌いならする必要もないのです。

　例えば私の場合、晩ご飯を食べ終わってから寝るまでの間に食欲が抑えられなくなるということがよくありました。

　これは、疲れてくると自制の力が弱まるという、ごく自然な現象です。

　晩ご飯までは予定どおりの摂取カロリーでやれたのに、食べ終わってからの間食で消費カロリー＜摂取カロリーになってしまった……ということがきっかけで暴食してしまったことも数知れません。

　そこで「早めに夕食を済ませて早く寝る」という方法が合う人はそうすればいいと思います。

　ですが私は、夜遅くに帰宅する夫とゆっくり過ごしたいんですね。

49

そこで、夜までの摂取カロリーを抑えておいて、就寝時間の直前に食べるというバランスがしっくりきました。

こうして「1日の摂取カロリーの大半を23時台の寝る直前に食べる」というスタイルが安定していったわけです。

私がこの本やブログで発信している食事内容や工夫は、私が私のためにカスタマイズを繰り返した現状です。

その現状を発信してお見せすることはできますが、誰かにアドバイスしたり提案したりすることはできません。

それは、私は私のことしか分からないからです。

時々、自分でも自分のことが分からなくなったりしますが、それでも私のことを一番分かってあげられる可能性があるのは私だけです。

人によっては「これを食べてはいけない」とか「毎日これを食べましょう」という細かいルールに従うほうがラクだという方もいらっしゃるでしょう。

カロリー貯金では何のルールも決め事もないので、自由な分だけ不安になるかもしれません。

でも、**カロリー貯金は「一時的な減量」だけを目的にしていない**のです。

消費カロリーと摂取カロリーが釣り合っているときに体重が維持されるということを基本としています。

つまり、**維持・減量・増量を含めた体重管理の一つの方法がカロリー貯金**です。

日常生活を楽しみながら、無理なく長期的な体重管理をするために、自分に合ったカロリー貯金のペースや内容を考えてみてほしいと思います。

5. 実践編③
暴食・過食を防ぐには

5-A. 基礎代謝よりは食べましょう

　カロリー貯金にはルールも決め事もありません。

　ただ、私が失敗して痛い目に遭った経験から「これだけは気をつけたほうが良い」ということをこの章で書いておきたいのです。

　その一つ目が、**摂取カロリーは基礎代謝を下回らないように**ということです。

　基礎代謝とは、一日中寝ていても消費されるカロリー

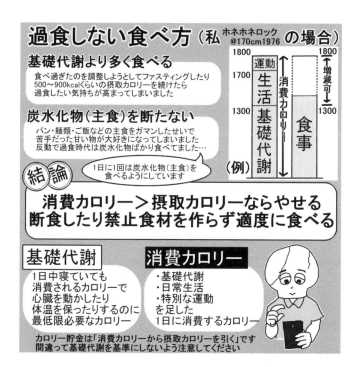

です。

消費カロリーとは、基礎代謝に日常生活の動き（トイレに行く・家事をする・通勤する・仕事する・買い物するなど）と、何か特別な運動をした場合はそれも足した、1日に消費した全てのカロリーです。

カロリー貯金は、消費カロリーから摂取カロリーを引きます。

カロリー貯金は、基礎代謝からではなく消費カロリーから摂取カロリーを引くのです。

ここを間違ってしまうと、摂取カロリーを恐ろしく低くすることになりますので注意してくださいね。

摂取カロリーが基礎代謝を下回らないようにしたほうがいいと思う理由は、下回る状態が続くと私の場合はその反動で過食になることが多かったからです。

あくまでも私の場合です。

全ての人がそうだと言っているわけではありません。

例えば、もとから少食な人っていますよね。

食べ物への執着が少なくて、うっかり食べ忘れたりする人。

お土産でもらった銘菓がデスクの引き出しに入りっ放しになってるような人、いませんか。

私はそういう人を「ナチュラル少食」と名付けました。

ナチュラル少食さんの場合、基礎代謝以下の食事を続けていることにすら気づかず「忙しいから食べるヒマがなくてやせた」ということが普通にあります。

やせ願望からわざと食事量を減らしているわけではないので、ガマンもしていない。

ということはガマンの反動からの過食にもならない。

逆に、毎日しっかり食べていても過食になる人もいますよね。

3食しっかり、10時と15時と23時のおやつも。

52　第1章　ホネホネ式カロリー貯金

平均2500kcalは摂取。

それでも何日かに1回は過食になってしまう人。

基礎代謝どころか消費カロリー以上に食べていても過食になる人はいます。

だから、「基礎代謝を下回る状態が続けば必ず過食になる」でもなく、「基礎代謝以上に摂取していれば過食にならない」でもなく、「私の場合は基礎代謝を下回る状態が続くとガマンした反動で過食になる」なんです。

あくまでも「私の場合」ということです。

5-B.炭水化物（糖質）を断つのはタブー

このページでは糖質制限について触れますが、私なりの理解ということになります。

そして、あくまでも**「ダイエット」という枠での糖質制限**の話です。

糖尿病などの治療行為としての話ではありません……という前置きをさせてください。

まず、**糖質制限とカロリー制限は別のもの**です。

そこを間違って、糖質だけでなくカロリーまで制限するのは危険な場合があります。

つまり、糖質もカロリーもできる限り少なくしてしまうと、体にとってかなりのストレスになります。

私はまさに、この失敗をしました。

糖質制限というほどではないかもしれませんが、ご飯・パン・麺類などの主食を食べないようにしました。

そしてカロリーも低ければ低いほうがよいと思っていたので、脂質もできるだけ控えました。

すると、今までは苦手だった甘い物を欲するようになってきたのです。

ですがカロリー制限をしているので食べることができ

ず、人工甘味料を多用するようになります。

　その結果、さらにもっと甘い物が欲しくなるという状態になりました。

　それでも適量で済んでいるときはいいのですが、どうしてもガマンできず過食を繰り返すようになります。

　そして、過食するときは普段ガマンしている炭水化物や甘い物ばかり食べました。

　今から思えば、体に無理なガマンを強いた反動で甘い物が好きになり、抑えられずに過食するという当然の結果なのですが、当時は「どうして苦手なはずの甘い物が欲しくなるんだろう」と本気で不思議でした。

　過食するときに、普段は避けている炭水化物ばかり欲することも疑問でした。

　この失敗から、**過食を避けるためにも糖質を断たない**という結論になったんです。

　糖質というより「主食」ですね。

　カロリー収支で体重管理はできますから、**1g＝4kcalの糖質より9kcalの脂質を減らしたほうが効率的**です。

　糖質も脂質も減らしてカロリー制限をするのは糖質制限ではなく拒食。

　拒食や絶食は過食を呼ぶ。

　というわけで、長い目で見れば主食も適度に食べたほうがいいと思っています。

5-C.筋肉キープにはタンパク質を

　タンパク質を必要量以上に摂取していれば、運動をしなくても筋肉は減りません。

　基本的にはそういった理由で、タンパク質を必要量以上に摂ることをオススメしています。

ですがここでは、**過食をしないためにタンパク質を摂取する**という観点で書きます。

まだダイエットの入り口にいる人は、タンパク質量すら意識していないかもしれません。

彩りとか「まごわ（は）やさしい（豆ごま海藻野菜魚きのこ類を表す）」と同じようなイメージで「食事にタンパク質があればOK」ぐらいの認識が一般的ではないでしょうか。

そんな感じでカロリー制限と運動だけでダイエットをやってみて「体重は減るのに体脂肪率が減らない！」となってから初めてタンパク質量を意識するという人が多いような印象です。

やってみれば分かるんですが、カロリー制限をしながらタンパク質量を確保するって難しいんですよ。

難しいというか、メチャメチャ難しいんです。

❶タンパク質をたくさん摂ろうとすればカロリーも増える

❷低カロリー高タンパクな食材の用意や調理が面倒

❸タンパク質を確保する分、消費カロリーを増やそうとすればお腹が空く

❹消費カロリー＞摂取カロリーの差をなるべく多くして早くやせたい

メチャメチャ難しい理由は、このあたりでしょうか。

そして、タンパク質を必要量以上に摂取することの難しさを表した名コピーがあります。

「美味しいものは脂肪と糖でできている」

この説得力。

私はコストや食べ応えの面から、鶏むね肉をほぼ毎日食べています。

そりゃ最初は、いろいろと調理の工夫をしたわけです。

55

ピカタにしたり、揚げないフライにしたり、チャーシューにしたり。

でも、糖と脂肪の美味しさには勝てない。

と、私はですよ、私は痛感したわけです。

そして、タンパク質は定番料理として必要量を確保して、残ったカロリーで炭水化物を楽しむというスタイルになりました。

数年がかりで。

すると、炭水化物や甘い物をなるべく多く食べるためにタンパク質を減らしていた頃より、過食になるソワソワ感が激減したんです。

これもまた、あくまでも「私の場合」になりますが、タンパク質量を見直すきっかけになれば幸いです。

5-D. 体重管理は単純、 でも簡単ではありません

この本の最初から何度も出てくる方程式。

消費カロリー＝摂取カロリーだと、体重は変わりません。

消費カロリー＞摂取カロリーなら、体重は減ります。

消費カロリー＜摂取カロリーなら、体重は増えます。

消費カロリーと摂取カロリーの差が7200kcalで体重が1kg変わります。

このように、体重管理はとても「単純」です。

だけど「簡単」ではありません。

単純なのに簡単ではない。

それは、**続けるのが難しい**ということです。

だからこそ、**自分に合った「続けられる方法とペース」を見つける**必要があります。

言い換えれば、反動で暴食したり自暴自棄になったり

56　第1章　ホネホネ式カロリー貯金

せずに長く続けられる生活スタイルを探すということです。

　私は医者でも専門家でもないので、こうして「私の場合」をお伝えして注意を促すことしかできません。

　ですが、極端な減量の反動で過食を繰り返した者として、できれば私が失敗から学んだことを心の隅にでも置いておいてもらえたら……と願います。

5-E. ダイエットは何でもあり、それでもカロ貯を推す理由

　ここまでカロリー貯金の方法と、続けるうえでの注意点を書いてきました。

　これらを読んでどう思われましたか。

「やっぱりカロリー計算はやりたくない！」

　と思われる方もいらっしゃると思います。

　例えば減量するなら、消費カロリー＞摂取カロリーの状態をつくるということになりますが、**その手段は必ずしもカロリー貯金であるべきとは思っていません。**

　カロリー計算が苦にならない人は、カロリー貯金でも。

　体を動かすことが好きな人は、運動で消費カロリーを増やしたり。

　食べ物の好みによって、糖質制限やMEC食を選んだり。

　生活スタイルに合わせて、1日1食や頻回食にしてみたり。

　……いろいろなパターンがあります。

　単品ダイエットでも、週末ファスティングでも、それぞれ負担やストレスの少ない手段で消費カロリー＞摂取カロリーの状態をつくり出すのが良いと思っています。

57

得意分野や好みは人それぞれ違いますからね。
　そしてこの本を手に取っていただけたのも何かの縁か
と思いますので、できれば読まれた後にその手段として
カロリー貯金を選んでもらえたらとてもうれしく思いま
す。

6. 上級編①
カロ貯グラフの作り方

6-A. グラフを作れたら、もっと楽しくやせられます

　カロリー貯金はノートに書いても、アプリに入力しても、どんな方法でも始められます。

　ただ、カロ貯グラフがあったほうがカロリー貯金を楽しめると思いますし、体重管理がとてもラクに安全になると思います。

　まずは、カロ貯グラフの作り方を大まかに説明します。カロ貯グラフのエクセルは私のブログで配布しています。「カロリー貯金　ホネホネロック」で検索してみてください。

1. ダウンロードした状態

	A 日付	B 体重	C 摂取	D 消費	E 貯金	F カロリー収支による予測体重
1	日付	体重	摂取	消費	貯金	カロリー収支による予測体重
2						
3	2017/8/31	55.0				
4	2017/9/1		1500.0	1800.0	300.0	
5	2017/9/2				0.0	54.95833
6	2017/9/3				0.0	54.95833
7	2017/9/4				0.0	54.95833
8	2017/9/5				0.0	54.95833
9	2017/9/6				0.0	54.95833
10	2017/9/7				0.0	54.95833
11	2017/9/8				0.0	54.9583
12	2017/9/9				0.0	54.95833
13	2017/9/10				0.0	54.95833

入力　グラフ

入力タブ（上）にはテキトーな日付や数値を入れてあります。

　グラフタブ（下）にはカロ貯体重（点線）だけが表示されています。

※実際のエクセルではオレンジ色の線

2．体重を入力

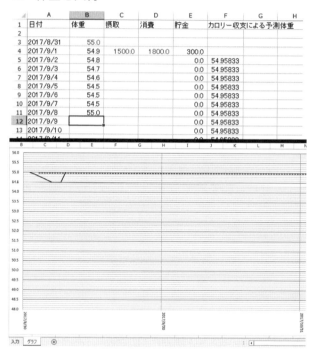

　体重を入力すると、グラフに実線が表れます。

※実際のエクセルでは水色の線。

3．摂取カロリーと消費カロリーを入力

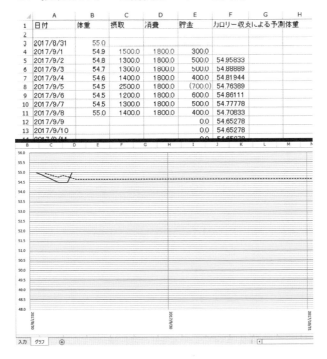

　摂取と消費欄に入力すると、差し引きが貯金欄に表示され、グラフのカロ貯体重が変化します。
　体重が減れば消費カロリーも減ります。
　そのため、1カ月ごとくらいに消費カロリーを見直すと良いと思います。

※縦軸（体重）と横軸（期間）の範囲変更についてはエクセルのヘルプをご覧ください。

6-B. たった2本の折れ線グラフで体重を管理できるすぐれもの

　カロ貯グラフはとてもシンプルです。
　入力するのは、体重と摂取カロリーと消費カロリーだ

け。

　グラフの線は実際の体重とカロ貯体重の2本だけ。

　このシンプルなカロ貯グラフが体重管理にどう役立つのか、説明していきます。

　まずは、実線つまり実際の体重だけでカロ貯グラフを見てみましょう。図12

　まず48.3kgからスタート。

　この頃は、消費1600kcalに対して摂取1200～1400kcalを基本としています。

　ですが、7月31日に1952kcalと食べ過ぎてしまいました。

　すると翌8月1日、49.1kgに増量（①）

　そこから8月1～8日の摂取カロリーを平均1328kcalと抑えたことで、8月9日には46.8kg（②）

　お盆（③）はカロリーを気にせず過ごす特別日が4回あり、推定摂取カロリーの平均が2320kcalと増え、体重も山なりに増えます。

図12　**食べた物の影響が体重に表れる**

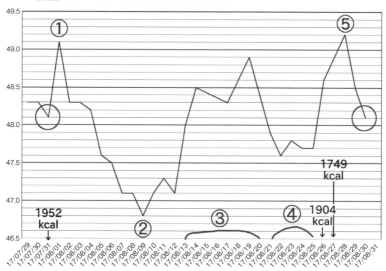

62　第1章　ホネホネ式カロリー貯金

そしてお盆の後（④）、平均摂取カロリーは1295kcalと少し抑えめで仕切り直し、体重も減ります。

ですがその反動で、8月26日と27日に食べ過ぎてしまい、28日には体重が49.2kgに（⑤）

ここで8月全体にも目を向けてみます。

8月は30日の時点でほぼカロリー収支ゼロです。

そしてそれは7月31日と8月30日の体重がどちらも48.1kgであることからも分かります（丸印部分）。

というように、食べた物の影響が体重に表れるのをグラフで見てきましたが、いかがでしたか。

この本の最初から何度も「体重は時間差で遅れてついてくる」と書いているのに、食べた物の影響がすぐ体重に反映されているように思われたはずです。

今回グラフで見た体重の増減というのは、脂肪の増減ではありません。

水分や消化器官の内容物の増減です。

ただし1カ月という長期間で見れば、カロリー収支の影響もあります。

8月のカロリー収支がゼロだということで7月31日と8月30日の体重が同じになったことでも分かります。

つまり、カロ貯グラフは実線（実際の体重）を短期的に見るのではなく、点線（カロ貯体重）とセットで長期的に見ることが大切ということです。

6-C.体重計の数字に惑わされない
　　ためにも有効です

カロ貯グラフの本来の使い方を説明します。

つまり、水分や消化器官の内容物ではない、脂肪を含めた体重の増減に着目したいと思います。

ではさっそく次頁のグラフをどうぞ。 図13

図13 カロ貯体重のとおりに実際の体重も増減する

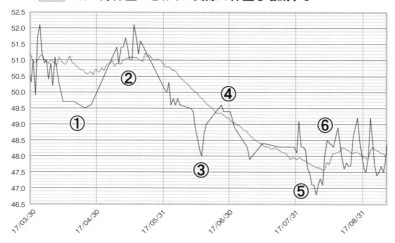

　実線が実際の体重。
　点線は、カロリー収支から計算したカロ貯体重です。
　まず、グラフ全体を見てどう思われますか。
「長期的に見てもやっぱりカロ貯体重のとおりに実際の体重も増減してる」と思われましたよね。
　そうなんです、それが正しいカロ貯グラフの見方です。データを数カ月分まとめて見れば、カロリー貯金どおりに体重が増減していることが分かるんです。
　ですが、①を見てください。
　カロリー収支よりも体重がガクッと減っています。
　意図的か女性的なメカニズムか分かりませんが、とにかく水分が抜けたわけです。
　その水分が戻って、今度は②のようにカロリー収支よりも体重が増えます。
　これは③と④、⑤と⑥でも同じことが起きています。
　さて、当事者（私ですが）の気持ちになったらどうでしょうか。
　さっきみたいに「やっぱりカロ貯体重のとおりに実際

の体重も増減してる」と冷静に思えるでしょうか。

これはもうかなり高い確率で不可能です。

減ったときには「おっ♪」と喜ぶし、増えたときには「なんでよ!!!!」とショックを受けます。

そして「やせ期キターーーーー」「停滞期なのかな……」とSNSで喜んだり嘆いたり。

それだけで済めば良いのですが、体重の増減に影響されて絶食した反動で過食になったり、もう直接過食スイッチを押したりしてしまうのもあるあるです。

だからそこで「**体重は遅れてついてくる**」なわけです。

体重の増減が一時的なものだと頭では分かっていても冷静でいられないのが人間です。

数カ月のデータを取って落ち着いて見て、やっと納得できるのが普通です。

「体重が遅れてついてくる」というのは冷静にデータを見られるまでの期間なんですね。

ファンタジーにするなら「停滞期を乗り越えるための魔法の言葉」という感じで、おまじないのように言い聞かせてもらえればと思います。

6-D.とりあえず消費カロリーを 入力しましょう

カロリー貯金では消費カロリーは後で修正していくことを前提としています。

そのため「多めの数値から始めるのがオススメ」と伝えていました。

この「始めるのが」というところがポイントです。

多めの数値から始めて、カロリー収支と実際の体重にズレが生じてから修正すれば大丈夫。

女性に固有の周期などもあるため、少なくとも1カ月

半〜3カ月は様子を見ることを推奨しています。

　その基準となる「多め」ですが、これはもう人それぞれだと思います。

　例えば、次の条件でインターネットで調べてみたとします。

160cm・60kg・40歳・女性・[生活活動強度指数] 1.3

基礎代謝：1324kcal

消費カロリー（1日の適正カロリー）：1722kcal

次に [生活活動強度指数] を1.5にしてみます。

基礎代謝：1324kcal

消費カロリー（1日の適正カロリー）：1987kcal

生活活動強度指数を変えても基礎代謝は変わらず、消費カロリーだけ増えたことが分かります。

　基礎代謝とは「一日中寝ていても消費されるカロリー」ですから当然ですね。

　基礎代謝に生活活動強度指数を掛けたものが消費カロリーです。

　これを参考に、例えば「1.3は少ないけど1.5だといくらなんでも多いから1.4にしよう」もありです。

「仕事の日は1.5で、休日は1.3で、休日でもレジャーに行ったら1.4にしよう」もありです。

　私は活動量計を使っているので、表示された消費カロリーそのままの数値を入力しています。

　使っている理由は、自分の体を数値化するのが好きだからというだけですので、活動量計がないとカロリー貯金が始められないということはありません。

　インターネットやアプリで調べたり、ジムで量ったり、活動量計の数値を使ったり、お好きな方法で大丈夫です。

6-E. 見切り発車でも
　　修正できるから問題なし

こちらは、ある人のカロ貯グラフの入力画面です。

	A	B	C	D	E	F
1		体重	摂取	消費	貯金	カロ貯体重
2		59.3	1480			
3	2017/3/31	58.3	3336.0			
4	2017/4/1	58.3	2766.0	1800.0	(966.0)	
5	2017/4/2	58.3	3439.0	1800.0	(1639.0)	58.43417
6	2017/4/3	59.8	1491.0	1800.0	309.0	58.66181
7	2017/4/4	59.9	1497.0	1800.0	303.0	58.61889
8	2017/4/5	59.9	1496.0	1800.0	304.0	58.57681

では消費カロリーを1500kcalにした場合はどうなるか、グラフを比較してみましょう。 図14

これを見れば、この人のこの時期の消費カロリーは、1500kcalよりは、次頁の1800kcalのほうが近いと分かります。 図15

なぜなら、1500kcalのほうは実線（実際の体重）と、点線（カロ貯体重）の角度が合っていないからです。

このように点線が上にズレている場合、いくつか原因

図14 **消費を1500kcalにした場合**

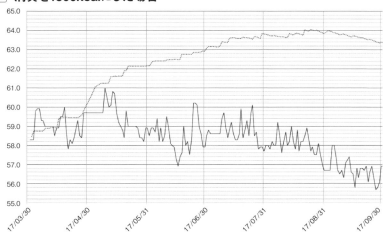

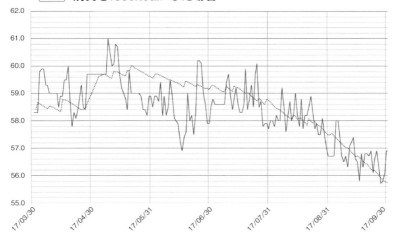

図15 消費を1800kcalにした場合

が考えられます。

摂取カロリーを実際より多く見積もりすぎているとか、消費カロリーを実際よりも少なく見積もりすぎているというような。

この場合、摂取カロリーの計算はほぼ合っていると仮定して、消費カロリーを1800kcalにしてみると角度が合うことから、1500kcalでは少なく見積もりすぎだと判断できます。

体重によって基礎代謝も変化しますので、消費カロリーは1カ月ごとくらいに見直すのがオススメです。

また、最初は水分量の増減も大きいので、まずは1カ月半ほど続けてみてから修正が必要かどうか判断してください。

その際、実線と点線の「角度」が合うように調整するのがよいと思います。

消費カロリーは途中から何回でも変えられます。

例えば、私は活動量計の数値を使っているので毎日違います。

グラフが安定すれば、インターネットで消費カロリーを調べる頻度も減ってきます。

とりあえず最初だけ多めの消費カロリーで見切り発車して、グラフを付けてもらえれば大丈夫です。

6-F. 自分の消費カロリーを 簡単に知る方法も

ここまで数ページを割いて「カロ貯グラフで消費カロリーを推察する方法」を書いてきました。

ですが、実はものすごく簡単に消費カロリーを推察する方法があります。

消費カロリーは人によっても日によっても違います。

そしてそれを正確に「測定」する方法はありません。

専門機関で呼気や心拍を確認しても基準値が分かるだけです。

だけど「推察」することはできます。

それが、この本の最初から何度も書いているこの方程式。

消費カロリー＝摂取カロリーだと、体重は変わりません。

つまり、体重が変わらないということは摂取カロリーと消費カロリーが釣り合ってるということです。

ということは、自分自身の消費カロリーを推察するには、食べた物を記録して体重の推移を見ればいいということになります。

一例ですが、1〜2カ月平均で1800kcal摂取していて体重が変わらなければ、自分の消費カロリーも1800kcalと推察されます。

そしてこの「食べた物を記録して体重の推移を見る」ということを分かりやすく（可視化）したものがカロ貯

グラフです。

　消費カロリーを調べるサイトで体重や年齢や生活強度を入力して1500kcalと出ても、活動量計を付けて2000kcalと出ても、それはあくまでも一般的な消費カロリーです。

　カロ貯グラフを続けることで、自分の現在の消費カロリーが分かります。

6-G. マウンティングは
　　ダイエットの大敵です

「やせの大食い」という言葉があります。

　また、こんな感じの嘆きもよく耳にします。

「1歳違いの妹とは身長も変わらないし、部活も習い事も一緒で食べる量もそんなに変わらないのに私のほうが太ってる」

　これがつまり、消費カロリーには個人差があるということです。

　私は専門家ではないので詳しくは語りませんが、少ない摂取カロリーでも生きていける倹約遺伝子というものがあるそうです。

　また、摂取カロリーが減ったときに消費カロリー（代謝）を下げて身を守る（いわゆる省エネ体質になる）反応にも人それぞれ違いがあります。

　この書き方のとおり、倹約遺伝子も省エネ体質も元は餓えから体を守るために人類が得たものです。

　長い地球の歴史で今みたいな飽食の時代、つまりダイエットを必要とする時代はとても短く、そのほとんどが餓えとの戦いだったから当たり前といえば当たり前ですが。

　摂取カロリーが同じなのに人によって体型が違うの

は、消費カロリーが違うからです。

似た条件で、2000kcal消費する人もいれば、1500kcalしか消費しない人もいます。

ですから、**ダイエットは人と比べても意味がありません**。意味がないぐらいならよいのですが、**むしろ悪影響しかないと言っても過言ではない**です。

カロリー貯金はカロリーをお金に見立てて考える体重管理ですから、お金に例えてみましょう。

消費カロリーが多い→収入が多い

摂取カロリーが多い→支出が多い

これを先ほどの嘆きに当てはめるとこうなります。

「同期のあの人とは役職も変わらないし営業成績も同じぐらいで、住んでる場所も買ってる物もそんなに変わらないのに私の方がお金がなくて困ってる」

そして答えも同じです。

それは、その人のほうが収入が多いということになります。

親からの仕送りがあるのか裏事情は分かりませんが、自分と誰かを比べてうらやんでも、お金がなくて困っているという現状は解決しません。

自分の収入に合わせて支出を見直していくことを考えるのが基本ではないでしょうか。

収入を増やすという方法もあるとは思いますが簡単ではないでしょうし、一気に節約してお金を貯めようと思っても生活に無理が出てきます。

体重管理でも同じです。

自分の消費カロリーに合わせて摂取カロリーを見直していくのが基本ではないでしょうか。

消費カロリーを増やすという方法もあるとは思いますが簡単ではないでしょうし、一気に摂取カロリーを減らしてやせようと思っても生活に無理が出てきます。

71

余談ですが、やせている人が高カロリーな物を食べたときだけSNSで報告して、それ以外のときは粗食で調整していたりする場合もあります。そうするとやせの大食いに見せかけることが可能です。

そういったマウンティングに影響されて自分の体重管理を見失わないためにも、カロ貯グラフはお役に立てると思います。

6-H.カロ貯で病気の　　　早期発見も可能？

人それぞれ消費カロリーや代謝が違うと書きました。

ネットで調べたり活動量計に出る数値と実際の消費カロリーが違う場合もあると。

ただし、それが正常な状態であるかどうかの診断は医師しかできません。

ここで重要なことは、素人判断しないこと。

減量を開始した時期と同時に何かの病気になる可能性もあります。

「食べているのにやせる」「食べてないのにやせない」というような現象が起きたときに、素人判断で「代謝が上がった」「省エネ体質だ」「浪費（倹約）遺伝子だ」とか決めつけるのは危険です。

甲状腺の異常が起こっている場合もあるので、素人同士で話し合うより受診すること。

もちろん服薬中の人は主治医に相談すること。

ということはですよ。

カロリー貯金を続けることで、健康管理にもなるんじゃないかと思うんです。

例えば私は今、活動量計の数値でカロ貯グラフが順調に推移しています。

これが「食べる量も運動量も変えてないのに急に減った・増えた」となれば、何か異常がある。

　それに気づける、もしくは気づける機会が増えるということです。

　そのせっかく得た病気や異常に気づける機会を「体質が変わった！」「消費カロリーが減った！」と素人判断して、摂取カロリーを変えるのは危険だと思います。

　ちょうどそのときに甲状腺の病気（など）を発症していたことに気づかず、過度な食事制限をしてしまうことにもなりかねません。

　そのような状態になった場合には受診したほうが良いと思います。

6-1.停滞期もリバウンドも解決です

　例えば、ダイエット開始時にドーンと体重が減った場合。
「7200kcalで体重が1kg変わるっていうけど、それ以上に減った〜！　初期ボーナス？」
　と喜ばず、これは水分や消化器官の内容物が減ったんだなと冷静に捉えます。

　そしてそこから体重が変わらない時期が続いたとします。
「消費カロリー＞摂取カロリーなのに体重が減らない！停滞期？」
　と焦らず、これはダイエット開始時に水分などが減って計算以上に体重が減った分が適正に近づいていると理解します。

　順調に減量が進み、体重が減れば消費カロリーも減ります。
「出た〜！　○じゅう○キロの壁！」

73

ではなく、消費カロリー＝摂取カロリーだと体重は変わらないということですから、ここで摂取カロリーと消費カロリーが釣り合ってる状態になったということです。

　摂取カロリーを見直し、消費カロリー＞摂取カロリーで体重を減らし、目標達成してご褒美で食べ放題へ。
「あれ？　あんなに食べたのに増えてない！　消費カロリー＜摂取カロリーでも体重増えないじゃん」
　と慢心せず、体重は遅れてついてくるのだと思い出します。

　そして目標を達成した喜びから摂取カロリーが増えてきます。
「やっぱり頑張ってやせても食事制限はリバウンドしちゃうんだ…」
　と落ち込まず、消費カロリー＜摂取カロリーが続けば体重は増えるという普通の現象に気づきます。

　カロ貯グラフを上手に活用して、なるべく安全に体重管理をしていただきたいと願います。

6-J. 維持期を設けて 安定のダイエットライフを

　消費カロリーと摂取カロリーが釣り合ってる状態をあえてつくることを「**維持期**」と呼んでいます。

　例えば体重を減らすとき、減量期だけでなく維持期も組み込むようにしています。

　減量期→メンタルが安定していて過食衝動に至るソワソワ感が少ない時期に**カロリー貯金額を上げる**

　維持期→メンタルが不安定になりがちで過食衝動に至るソワソワ感が強い時期に**カロリー収支がゼロになることを許す。**

体重を減らしたい場合、摂取カロリー枠は「基礎代謝以上～消費カロリー未満」です。

　これを、減量期は基礎代謝に近く抑えてカロリー貯金額を増やし、維持期は消費カロリー近くまで食べてメンタルの安定を優先するというように使い分けます。

　私の場合、苦手な冬やメンタルが安定しづらい時期などに維持期をつくります。

　早くやせたいという思いが強すぎると、体重管理がうまくいかない場合があります。

　私たちは人間ですから、日によって時期によって食欲もメンタルも当然違います。

　その生理現象を「ストイック」という言葉で抑え込み、減量ペースを保とうとし、その反動で**過食**になるという失敗を私は何度も経験しています。

　それなら、半月なり1カ月なり維持や微増を受け入れて、体重を激増させないほうが傷は浅く済みます。

　自分の減量ペースが保てる時期を待ってから、またカロリーを貯金すればいいのです。 図16

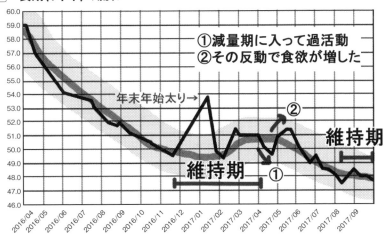

図16　長期(1年半)の流れ

これは言い訳のように、遠回りのように聞こえるかも
しれません。

　でも、長い目で全体を見ればグレーの帯が表すように
減量できているわけです。

　時々「1カ月でどれくらいカロリー貯金を貯めるのが
いいですか」と聞かれるのですが、こう答えます。

「続けられるペースで」

　摂取カロリー枠は基礎代謝以上〜消費カロリー未満で
すが、その中でどれくらい食べるか、結果どのくらい貯
めるかは、人の数だけ違います。

　摂取を減らすのか、消費を増やすのか、はたまた目指
す方向を変えるのか、それは私が言える範囲ではありま
せん。

7. 上級編②
運動なしで
体脂肪率を落とすには

7-A. タンパク質は
摂りだめができません

　ここで伝えたいのは、次の2点です。
- **運動をしなくても体脂肪率を下げられる。**
- **タンパク質を必要量以上に摂れば筋肉は減らない。**

　この2つの短い文ですが、理解するには説明が必要になると思います。

　というのも、一般的な情報とずいぶん違うからです。

　私もつい数年前まで「運動をしないと体脂肪率は減らない」とか「運動をしないと筋肉が減る」と思い込んでいました。

　ですが、私の体にとってこの最初に書いた2つの内容は正しいと実感したのでお伝えしたいと思います。

　まず「タンパク質を必要量以上に摂れば筋肉は減らない」ということを読み違えないように気をつけてください。

　あくまでも「筋肉は減らない（維持される・キープされる）」ということです。

　決して「筋肉が増える」とは書いていません。

　そして筋肉を増やす方法は（私には）分かりませんので、この本にも書いていません。

　次に「タンパク質の必要量」には諸説あります。

　一般的によく見る情報は「体重（kg）と同じ量（g）」、つまり体重50kgならタンパク質の必要量が50gという

ものです。

　私が個人的にしっくりくる情報は「太っている人は体重（kg）と同じ量（g）、普通体型の人は体重（kg）の1.5倍（g）、やせている人は体重（kg）の2倍（g）」というものです。

　こればっかりは、自分の体で試してみて納得のいく量を探るしかないと思います。

　参考までに、私は体重50kg前後で、タンパク質は100〜120gを摂るようにしています。

　その結果、このように体重だけでなく体脂肪率も順調に減らすことができました。

2016年3月31日
体重 59.0kg 体脂肪率 28.0%　内臓脂肪レベル 4.0

2017年3月31日
体重 51.0kg 体脂肪率 20.1%　内臓脂肪レベル 1.5

　また、タンパク質の量＝肉の量ではありません。

　同じ100gの肉でも、鶏むね肉（皮なし）なら108kcalでタンパク質22.3gですが、豚バラなら434kcalでタンパク質13.4gです。

　そして、**タンパク質は摂り貯めができませんので、毎日摂取する必要があります。**

7-B. そもそも体脂肪率って何？

　ここではまず、体脂肪率について説明しておきたいと思います。

　体脂肪率とは、体重に対する体脂肪の重さの割合です。

　これは、体脂肪量の計算方法を見れば理解できると思います。

体重50kgで体脂肪率が30.0%の場合

> $50 \times 0.30 = 15kg$
> 体脂肪量は15kg
> 体重50kgで体脂肪率が20.0%の場合
> $50 \times 0.20 = 10kg$
> 体脂肪量は10kg

　このように、体重に体脂肪率を掛けると体脂肪量が分かります。

　なお、家庭用の体重計で体脂肪率を正確に測ることはできません。

　測定する時間・体の乾燥具合・直前の行動（長時間寝ていたとか激しい運動をしたとか）・体重計のタイプ…など、さまざまな要因で変わってきます。

　体脂肪率は推移に注目して、長い目で観察するのがよいと思います。

　そして、推移を見る場合は測定条件をなるべくそろえることが好ましいので、可能な範囲で測定時間や状況などを変えないように心がけてみてください。

7-C. 意外！ 体重と体脂肪率は 反比例することも

　次に、このイラストについて説明します。

脂肪の量はそのままで、水を飲んだりして体重が増えると体重に対する脂肪の割合が減るから体脂肪率は低く表示される。
23% → 21%　50kg → 52kg

　体脂肪量が変わらないとき、水分や食べた物の重さで体重が増えると、体脂肪率が減る。
　体脂肪量が変わらないとき、水分や食べた物が抜けて体重が減ると、体脂肪率が増える。
　という当たり前のことを書いているのですが、これを理解するためには自分の体で実感するのが一番だと思い

ます。

　体重と体脂肪率が一緒に見られるグラフってあります
よね。

　ダイエッターが使うアプリには必ずといっていいほど
ある機能です。

　そのグラフで、体重と体脂肪率が反比例する動きを見
たことはないですか。

　ご自身で記録していなくても、ダイエットブログなど
でよく公開されています。

　そしてこんなコメントが添えられていたりします。

「旅行から帰って恐怖の体重測定。やっぱり大増量！　で
も体脂肪率は過去最小値に！　なぜ？」

「帰宅して2日目で旅行前の体重に戻りました！　でも
体脂肪率が激増！　やばい！　なんで？」

　これらのコメントは完全にフィクションですが、この
「体重と体脂肪率が反比例する」というグラフの動きと
コメント、けっこう見かけると思います。

　では、問題です。

　体重100kgで体脂肪量が40kgだったら体脂肪率は何
％でしょうか。

　40÷100＝0.4

　40.0％です。

　この人が食べ放題で大食いして、体重が105kgに増え
たとします。

　数時間で体脂肪量は変わりませんから、体脂肪量は
40kgのままとします。

　体重105kgで体脂肪量が40kgだったら体脂肪率は何
％でしょうか。

　40÷105＝0.380…

　体脂肪率は38.0％に下がります。

　その直後、お腹をこわして体重が96kgに減ったとし

ます。

　半日程度で体脂肪量は変わりませんから、体脂肪量は
10kgのままとします。

　体重96kgで体脂肪量が40kgだったら体脂肪率は何%
でしょうか。
　40÷96＝0.416…
　体脂肪率は41.6%に上がります。

　これが、体重と体脂肪率は反比例しやすいという例で
す。

7-D.カロ貯とタンパク質を
　　組み合わせましょう

　ここまでを整理しましょう。
●**タンパク質を必要量以上に摂れば筋肉は減らない**
●**体脂肪率とは、体重に対する体脂肪の重さの割合**
　ここではいよいよ「筋肉の量を減らさず体重を減らせ
ば体脂肪率が減る」ということについて説明します。

　体重60kgで体脂肪率33.0%の場合
　60×0.33＝19.8kg
　体脂肪量は約20kg

　ということは、筋肉など（徐脂肪体重・脂肪以外の量）
は、　60−20＝40kg　になります。

　この人がタンパク質を必要量以上に摂りながら、消費
カロリー＞摂取カロリーの状態を続けて10kg体重を減
らしたとします。

　タンパク質を必要量以上に摂れば筋肉は減らないの
で、筋肉などの重さは40kgのままとします。

　さて、問題です。

　この人の体脂肪率は何%になったでしょうか。

　先ほどの逆算をしていきます。

81

体重は10kg減らしたので50kg、そこから筋肉などの重さ40kgを引くと、体脂肪量が出ます。

50－40＝10kg

体脂肪量は10kg

体重50kgで体脂肪量が10kgということは、

10÷50＝0.2で20.0％です。

　体重60kg・体脂肪率33.0％の人が、タンパク質を必要量以上に摂りながら、消費カロリー＞摂取カロリーの状態を続けて50kgになると体脂肪率は20％に下がるということになります。

　まとめるとこうなります。
- ●タンパク質を必要量以上に摂れば筋肉は減らない
- ●消費カロリー＞摂取カロリーを続ければ体重が減る

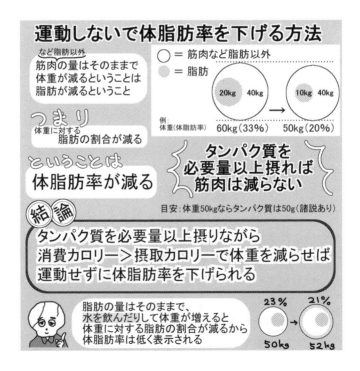

●筋肉の量を減らさず体重を減らせば体脂肪率が減る

これで「運動をしなくても体脂肪率を下げられる」という理由がお分かりいただけたと思います。

7-E. 減った体重の8割が脂肪なら 順調です

先ほど例にした、体重60kg・体脂肪率33.0％が50kgになると体脂肪率は20％。

この人を使って説明していきます。

体重60kgで体脂肪率33.0％なら
60×0.33＝19.8kg
体脂肪量は約20kgです。

体重50kgで体脂肪率20.0％なら
50×0.20＝10.0kg
体脂肪量は約10kgです。

減った体重と減った体脂肪量が同じだというところに注目してください。

説明を分かりやすくするためにこうしましたが、実際には同じではなくても体重に対する体脂肪率が8割減で「筋肉を減らさずに減量できた」になります。

脂肪は1gあたり9kcalです。

つまり、消費カロリー＞摂取カロリーの差が9000kcalで体脂肪量が1kg増減することになります。

ですが脂肪組織には水分が含まれるため、体重については消費カロリー＞摂取カロリーの差が7200kcalで1kg増減するわけです。

7200÷9000＝0.8（8割）

減った体重に対して、減った体脂肪量が8割くらいなら「筋肉を減らさずに減量できた」ことになります。

カロリー収支から体重と体脂肪量がどのくらい減るか

の計算例も書いておきます。

【例】

30日間の平均消費1800kcal・摂取1400kcalとした場合

消費合計：54000kcal

摂取合計：42000kcal

カロリー貯金合計：(54000-42000＝) 12000kcal

12000÷7200＝1.666… 体重は1.66kg減る計算

12000÷9000＝1.333… 体脂肪量は1.33kg減る計算

1.33÷1.66＝0.8減った体重に対して減った体脂肪量が8割。

参考までに、私の記録も載せておきます。

2016年3月31日

体重 59.0kg 体脂肪率 28.0%　内臓脂肪レベル 4.0

2017年3月31日

体重 51.0kg 体脂肪率 20.1%　内臓脂肪レベル 1.5

体重は8.0kg減。

体脂肪量は (59.0×0.28＝) 16.52kg

→ (51.0×0.201＝) 10.25kgで6.27kg減。

減った体重に対しての体脂肪量の割合は

(6.27÷8.0＝0.78) 7.8割。

家庭用の体重計なので推移を見ていますが、だいたい8割あたりになっています。

7-F.運動から過活動、
この落とし穴に気をつけて

かなり以前からブログで書いていることですが、私は筋トレや運動を否定してるわけじゃないんです。

特に「ボディメイクをしたいなら筋トレは必須」とも

84　第１章　ホネホネ式カロリー貯金

書いています。

運動を趣味で楽しくされてる方もいるし、消費カロリーが上がるというメリットもあります。

それなのに「運動をしなくても消費カロリー＞摂取カロリーなら体重を減らせる」とか「運動をしなくても体脂肪率を下げられる」と強調するのには理由があります。

それは、体重や体脂肪率を減らすための運動が「過活動」や「運動強迫」につながる可能性があるからです。

過活動には苦しめられましたし、症状は今でもあります。

食べ過ぎを運動で帳消しにしようという考え方は危険だと思っています。

ですが「食べたら動けばいい」とよく聞きます。

摂取カロリーに重きを置くカロリー制限や食事制限は批判されがちなのに、消費カロリーを増やす方向の運動は健康的だといわれます。

運動が楽しいならいいんです。

でも私は、運動を楽しいと思い込むことで消費カロリーを増やし、カロリー貯金を早く貯めて早く体重を落とそうと腐心しました。

1日に3万歩は普通。

何時間もかけて20km歩いて「のんびり散歩できて楽しかった」。

雨が続くと消費カロリーを増やせないことでハラハラし、家でも座っていることができなくなりました。

こんな状態になってしまってから何を聞いても、ちょっと心には届かなくなってしまいます。

普通のダイエッターの方が読まれたらドン引きされてるかもしれませんけど。

でも、過活動も入り口はダイエットだったりしますからね。

85

反面教師として「あぁ……こうはならないでおこう」
と思っていただけたらと思います。

　こんな私が「運動をしなくても体重を減らせるし体脂
肪率を下げられる」と自分の体で立証できたら、過活動
や運動強迫にならないためのお役に立つかもしれないと
思いました。

　運動や筋トレを否定してるわけじゃないというのが伝
われば幸いです。

　そして、過活動や運動強迫でつらい思いをしている人
が体を休められる根拠になれば、と願います。

8. 補足編
旅行や食べ放題への
対応は？

8-A. カロリー計算ができない日も
あっていい

　カロリー貯金はカロリー計算を基本とする体重管理方法なのに、こんなタイトルです。

　でも実際に、カロリー計算ができない日はあるはずです。1回の外食くらいなら「ざっくり多め」に見積もることもできると思います。

　ですが、2泊3日の旅行などでこれをやってしまうと、私みたいなカロリー計算大好き人間でも頭の中が忙しくなってしまいます。

　まずは、カロリー計算ができない日の注意点です。

　カロリー計算を**しない日ではなく**、カロリー計算が**できない日**です。

　カロリーを気にせず**好きに食べまくる日ではなく**、カロリーを気にせず**楽しむ日**です。

　カロリー計算ができないからといって、普段はカロリーを気にして食べられない物をここぞとばかりに思いっきり食べるのはとても危険です。

　あくまでも「**カロリー計算ができない日**」なだけで、**解放日でもチートデイでもありません。**

　普段はカロリーを抑えて節制し、解放して一気に食べるというのは、脳の報酬回路を刺激してしまいます。

　これを繰り返すことで、過食が気持ちいいと体に覚え込ませ、意図的に「過食してもいい日」をつくることに

なりかねません。

　カロリー計算ができない日はあっても良いと思いますが、それが過食をしても良い日に変わらないためにも「普段ガマンしているものを今日のうちに思いっきり」は止めたほうがいいと思います。

　これはとても大事なことですので、本当に気をつけてください。

　注意点を書きましたが、メリットもあります。

　それは、カロリー計算ができない日を許すことで、体重管理の挫折を減らすことです。

　もし「いかなる状況でもカロリー計算をすべし」というルールなら、カロリーが分からなくなった時点でカロリー貯金をやめてしまうことになりかねません。

　また「今日はカロリーが分からなくなってしまったから食べたいだけ食べよう」と過食を許す理由にもなってしまいがちです。

　カロリー計算ができない日もあっていいと分かっていれば、それも含めて長く続けることができると思います。

8-B. あとから摂取カロリーを 推察することも可能です

　カロ貯グラフの実線と点線の角度を合わせることで消費カロリーを推察する方法を説明しました。

　これを利用して、**摂取カロリーを推察することもできます。**

　まずは入力画面です。 図17

図17 摂取カロリーが不明な期間がある場合

A	体重		D	E	F	摂取	消費	I	J
2017/10/13	47.4	47.4	16.4	16.9	1.0	1387.0	1700.0	313.0	47.87556
2017/10/14		47.9	16.6	16.9	1.0		0.0		47.83208
2017/10/14	47.3	47.3	16.4	17.3	1.0	1800.0	1600.0	(200.0)	47.83208
2017/10/15			0.0				0.0		47.85986
2017/10/15			0.0			1800.0	1600.0	(200.0)	47.85986
2017/10/16			0.0				0.0		47.88764
2017/10/16			0.0			1800.0	1600.0	(200.0)	47.88764
2017/10/17			0.0				0.0		47.91542
2017/10/17			0.0			1800.0	1435.0	(365.0)	47.91542
2017/10/18			0.0				0.0		47.96611
2017/10/18			0.0			1800.0	1622.0	(178.0)	47.96611
2017/10/19			0.0				0.0		47.99063
2017/10/19			0.0			1800.0	1616.0	(184.0)	47.99063
2017/10/20			0.0				0.0		48.01639
2017/10/20			0.0			1800.0	1587.0	(213.0)	48.01639
2017/10/21			0.0				0.0		48.04597
2017/10/21			0.0			1800.0	1483.0	(317.0)	48.04597
2017/10/22			0.0				0.0		48.09000
2017/10/22			0.0			1800.0	1750.0	(50.0)	48.09000
2017/10/23			0.0				0.0		48.09694
2017/10/23			0.0			1800.0	1527.0	(273.0)	48.09694
2017/10/24			0.0				0.0		48.13486
2017/10/24			0.0			1800.0	1633.0	(167.0)	48.13486
2017/10/25			0.0				0.0		48.15806
2017/10/25			0.0			1800.0	1486.0	(314.0)	48.15806
2017/10/26			0.0				0.0		48.20167
2017/10/26			0.0			1800.0	1728.0	(72.0)	48.20167
2017/10/27			0.0				0.0		48.21167
2017/10/27			0.0			1800.0	1463.0	(337.0)	48.21167
2017/10/28		49.7	17.2	19.6	1.5		0.0		48.25847
2017/10/28	48.6	48.6	16.8	18.3	1.0	1112.0	1532.0	420.0	48.25847

　この四角の実線で囲った部分が「カロリー計算ができなかった期間」です（10月14〜27日）。

　ちなみに点線の四角で囲った部分は活動量計の電池が切れてしまった期間で、前後の平均から1600kcalとしました。

　まずは、摂取カロリーを1800kcalにした場合のカロ貯グラフを見てみましょう。次頁のグラフです。**図18**

※実線→実際の体重、点線→カロ貯体重（カロリー収支からの予測）。

　丸で囲った部分は、体重と摂取カロリーをほぼ毎日記録していた期間です。

　実線と点線のバランスがこんな感じだと正解という目安にしてください。

　そして、四角で囲った部分が「カロリー計算ができなかった期間」です。

　ここの摂取カロリーを1800kcalにした場合、その後の推移に違和感はありません（矢印部分）。

　次に、2200kcalならどうでしょう。**図19**

89

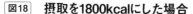
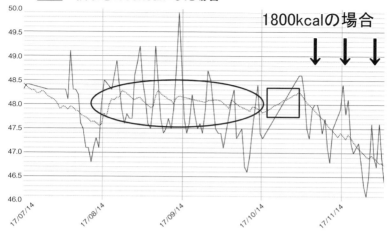

点線が実線より上になりすぎています。

このことから、摂取カロリーが2200kcalでは多すぎるということが分かりますね。

1500kcalならどうでしょうか。 図20

今度は点線が実線より下になりすぎてますね。1500kcalでは少なすぎるということが分かります。

では1900・1800・1700kcalを並べてみましょう。P.92の3つのグラフです。 図21

これくらいならどれもよい感じですが、1900kcalは実線より点線が上ずってるように見えます。

1700kcalと1800kcalで迷ったのですが、これはもう好みの問題ですね。間を取って1750にしてもいいですし。ということで、私は1800kcalにしてみました。

このように、**体重・消費カロリー・摂取カロリーのうち、2つが分かれば後の1つを推察できるということで、体重管理はかなりラクになる**と思います。

活動量計の電池がなくなって消費カロリーが分からなくなっても、摂取カロリーの計算ができない期間があっ

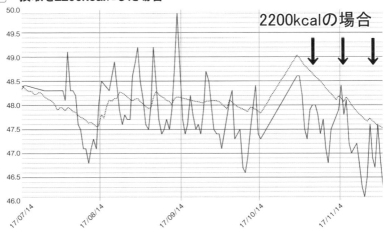

図19 摂取を2200kcalにした場合

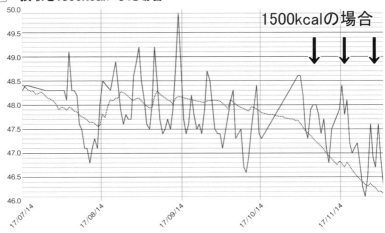

図20 摂取を1500kcalにした場合

ても、体重計が壊れても、後から推察できる。

　**カロ貯グラフが体重管理を長く続けるための助けにな
る**と思います。

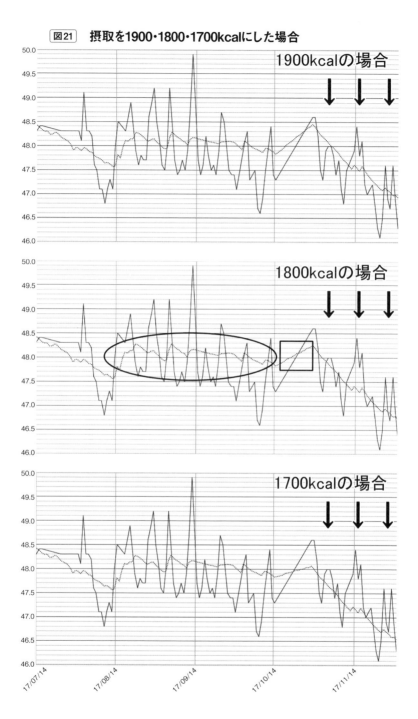

8-C. 摂取カロリーを
ざっくり計算する方法

カロ貯グラフで摂取カロリーを推察する以外の方法も書いておきます。

というのも、**カロリー貯金でカロ貯グラフを使うのは必須ではありません。**

私自身も、2016年3月にカロリー貯金を始めてからずっと収支計算をノートに書き込むだけでした。

カロ貯グラフができたのは2017年8月頃です。

カロ貯グラフを使っている人でも、とりあえず摂取カロリーを入力する必要がありますから、こういった方法もあるということでお読みください。

まず、**外食などでカロリーが分からないという程度なら「ざっくり多め」で計上**します。

その際、その店のメニューやサイトにカロリーの情報がなければ、似たようなメニューがある別の店のカロリーを参考にします。

そしてカロリー計算を長く続けていると、(個人差はありますが) 食べたときの油っぽさや食後の満腹感などでだいたいのカロリーが分かるようになったりします。

次に、**旅行やレジャーなどで丸1日以上カロリー計算ができない場合。**

私は、**消費カロリーに1.5〜2.0の係数を掛ける**という方法を使っています。

活動量計の数値が1800kcalだったとして、食事の回数や満腹感などから「今日は何となく1.7かな？」とあたりをつけ、摂取カロリーを (1800×1.7＝)3060kcal として計上しています。

私の場合、最初は消費カロリーをそのまま摂取カロリーとして計上していたのですが、収支計算と実際の体重

が離れてきたため、1.5〜2.0としています。

　よく考えれば、消費カロリー＝摂取カロリーで体重を維持するのが日常だとすると、旅行などの非日常になれば1.5倍くらいは食べますよね。

　ただ、旅行に行っても食事量は変わらないという人もいるかもしれませんので、それぞれご自分に合った係数を取り入れてみてください。

8-D.カロ貯ダイエットは長期戦、
　　借金は返済できます

　消費カロリー＜摂取カロリーになってしまっても大丈夫ですが、方程式でいえば体重が増えることになりますね。

　ここでは、私の場合の調整方法について書いてみます。

❶消費カロリー＜摂取カロリーになったら数日〜10日前後で調整

❷調整中でも摂取カロリーが基礎代謝を下回らないようにする

❸調整が間に合わないなら摂取カロリーを下げるのではなく期間のほうを延ばす

　減量の観点では、数日〜10日くらいの範囲で「消費カロリー＞摂取カロリー」になれば良いのです。

　私はゼロか百かの考えになりがちなので「消費エネルギー＞摂取カロリー」の収支計算は1日ごとにしないよう注意しています。

　今日はダメな日→過食スイッチ押すにならないために、数日〜10日くらいで収支計算しています。

　そして、ダイエットの反動で過食になることを防止する観点では、食べ過ぎを調節する場合でも基礎代謝以上

は摂取するということです。

　特に気をつけているのは、食べ過ぎた日の収支を他の日で取り返そうとして絶食や拒食をしないこと。

　私は基礎代謝以下の摂取だと過食衝動が起きるので**「絶食や拒食は過食を予約している」**と言い聞かせています。

　分かりやすいように、調整の具体例で計算してみます。

　消費カロリーが1800kcalなのに2500kcal食べてしまった。

　1週間で調整するなら、その日を含めた1週間の摂取カロリー合計が（1800kcal×7日＝）12600kcal 以下になるようにする。

　その日その日で食べたい物も空腹具合も違うので、カロリー枠の割り振りは特に決めていません。

　それでもダメなら、摂取カロリーを減らすのではなく調整の期間を延ばします。

　2週間で調整するなら、その日を含めた2週間の摂取カロリー合計が（1800kcal×14日＝）25200kcal 以下になるようにする。

　1週間でも2週間でも間に合わなかったら1カ月単位で調整しても良いです。

　そしてたとえ1カ月の合計で消費カロリー＜摂取カロリーになったとしても、人生はまだまだ続きます。

　来月も再来月も来年もあります。

　どうしても早く体重を落とす必要がある人は別ですが、そういう人はあまり多くないと思います。

　ここで「早くやせたい」と焦って極端に摂取カロリーを減らすことのメリットか、反動で過食になるリスクを抱えるデメリットか、それぞれ優先事項は違うと思いますが、私は**長い目での体重管理をオススメ**します。

8-E. 高カロリーな物を食べたくなったら

よく「これを食べると太る？」と聞かれますが、そんな食材はありません。

その食材を含めた摂取カロリーが消費カロリーを上回る状態が続けば太るというだけです。

カロ貯に禁止食材はありません。

むしろ「間欠的で過剰（＝普段はガマンしていて食べる時は大量）」という過食の報酬回路を強める食べ方をしないためにも、甘い物やジャンクフードなどの刺激の強い物は「毎日ではなく時々」食べるようにオススメしているぐらいです。

とはいえ、このイラストのように800kcalもある物を食べると、消費カロリー＜摂取カロリーになってしまう

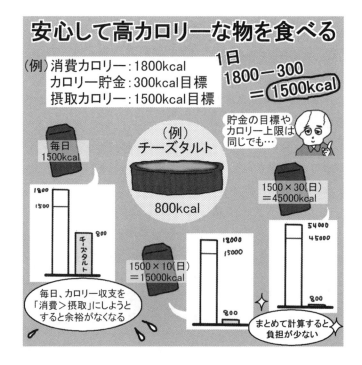

96　第1章　ホネホネ式カロリー貯金

可能性が高まります。

ここでも「袋分け」が有効です。

数日分のカロリー収支を計算することにより、食べたい物のカロリーが分散されるイメージです。

もちろん、実際に食べるのを小分けにしてもいいんですよ。

だけど小分けにして冷凍できない物もありますし、時には消費カロリー＜摂取カロリーになる日があってもいいんじゃないでしょうか。

だから、マイペースで、楽しく続けられる感じで、よろしければ取り入れてみてくださいね。

8-F.食べ放題後の体重増は 水分だったりもします

体重を1kg増やすためには消費カロリー＜摂取カロリーの差が7200kcal必要です。

例えば2日間の旅行で体重を1kg増やそうと思ったら、消費カロリーが2000kcalの場合、1日5600kcalも食べる必要があります。

7200kcal÷2日＋2000kcal＝5600kcal

つまり、**本当に体重を1kg増やそうと思ったら、レジャーで丸一日食べても、数日程度の旅行でも難しい**ということになります。

ましてや1回程度の外食ではまず無理だというのは分かっていただけるのではないでしょうか。

「そうは言っても実際に食べ放題の翌朝、2kgも体重が増えていた」というお気持ちも分かります。

ここでは、頭で理解するだけではなく腑に落ちるように書いてみました。

まずは、私の「夜と朝の増減グラフ」をご覧ください。図22

97

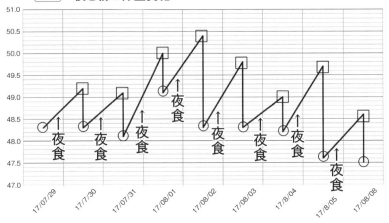

図22 夜と朝の体重変化

　夜（丸印）は夜食を食べる前まで、朝（四角の印）は起床トイレ後に量っています。
　私は食事のボリュームを夜中に置いていますので、朝から夕方までは軽食で過ごしていることが多いです。
　つまり、**夕方～夜の体重が一日で一番軽い**ことになります。
　そこから23時台にたっぷり食べ、寝て、起きてトイレに行っても、まだ水分や食べた物が排泄されずに残っていますから、夜の測定より**朝は1～2kg増えてる**んですね。
　カロリーゼロの**水を1ℓ飲めば1kg増えているのと同じくらい、これは当たり前のこと**です。
　と、頭では分かっていても、一時的なものだと分かっていても、増えた体重を見るのはつらい。
　だから、今までは一日で一番軽い体重である夕方しか量ってこなかったんです。
　でもSNSで、この一時的に増えた体重でパニックになったり自暴自棄になったりして過食する人が少なくないことを知りました。

食事内容を公開したときも「夜に食べてもいいと知って気が楽になった」と言ってもらえたように、体重の増減を公開することで「あぁこれくらい増えたり減ったりして普通なんだ」と落ち着ける材料になるかもしれない。

　というわけで、朝夕の体重を公開するようになりました。

　と言いつつ、今までは夕方に47〜48kg台を見てることが多かったのに、いきなり50kg台の体重を見るとショックだったりするわけですが。

　でも続けているうちに、最近は体重の増減にもずいぶん慣れてきました。

　カロリー貯金はとてもシンプルです。

　消費カロリー＝摂取カロリーだと、体重は変わりません。

　消費カロリー＞摂取カロリーなら、体重は減ります。

　消費カロリー＜摂取カロリーなら、体重は増えます。

　消費カロリーと摂取カロリーの差が7200kcalで体重が1kg変わります。

　最重要ポイントは「体重は遅れてついてくる」を信じて待てるかどうかということです。

　カロ貯グラフや私のデータがそのサポートになればと思います。

ひといきコラム

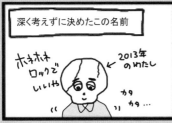
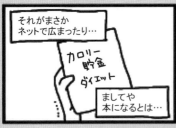
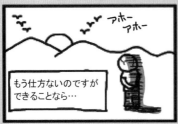
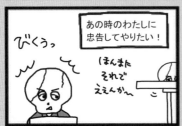

初めまして。

この本を書いている、東城薫（とうじょう・かおる）です。

東城というのは旧姓で、独身時代に舞台活動をやっていた頃の芸名でもあります。

さて、この本の元になったブログは2013年から書き始めたのですが、そのときに軽い気持ちで付けたハンドルネームが「ホネホネロック」でした。

いや本当に全く深く考えず「まぁダイエットするわけだから細いといえば骨でしょう」からの「子どもの頃にそんな童謡があったなぁ」とかもうホント軽い気持ちで。

なんだったら「出来心でつい」ぐらいの後悔も織り交ぜて。

というのもですね、ブログに感謝のコメントをいただいたりするんですね。

「ホネホネさんのおかげで一

歩踏み出せました」「ホネホネさんが書いてくださったことを」「ホネホネさんのブログに出合って」「ホネホネさんの」「ホネホネさんが」

　なぜ、なぜホネホネロックなんて名前にしてしまったのかぁ！（頭を抱えて）

　せめてもう少し真面目というか人間らしい名前にできなかったのか。

　せっかくの感謝のコメントも切実な告白も「ホネホネ」という気の抜けた字面と発音のせいで、なんていうかこう……なんていうか……。

　しかもですよ。

　しかも、この本がベストセラーとかになってですよ、全国の書店に並んだりして、サイン会とか講演会とか開いたりしてですよ、そこそこ顔が売れてきたりしてですね、夫と娘と外食してるときに「あっホネホネさん！　ホネホネさ

んですよね！」とか声を掛けてもらえたりして、夫と娘に「え……ホ……ホネホネさん？　お母さんってホネホネさんなの？」とか言われたら…！

　ぎゃーーー！

　という取らぬ狸の皮算用は置いておいて、東城薫、東城薫をよろしくお願いします。

　とうじょうかおるです東城薫です東城薫なんです〜！（震え声）

第2章
ビフォーアフター

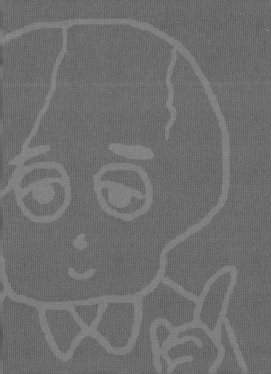

1.私のビフォーアフター

　この章では実際にカロリー貯金でどのような変化があったか、カロ貯グラフやコメントなどを紹介していきます。
　まずは私自身のカロ貯グラフから。 図23
　2016年3月に59kgだったのが2017年11月には46kgになっています。
　その間に減量期も維持期もありますが、なかなか良いペースで減らせたと思います。
　体脂肪も体重の8割で順調に減らせましたし、もちろん個人の感想ですが健康にも体力にも何も問題はありません。
　ただ、私の身長170cmに対して体重46kgが低すぎる数値だという認識はありました。
　それだけが理由ではありませんが、2018年は健康体

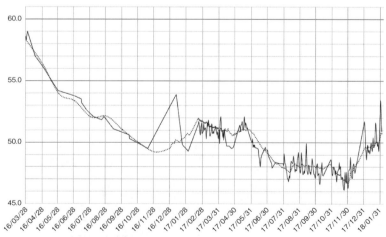

図23 2016年から2018年のカロ貯グラフ

※実線は実際の体重で、点線がカロリー収支から予測されるカロ貯体重

図24 2008年(63kg)→2017年(46kg)→2018年(52kg)の見た目

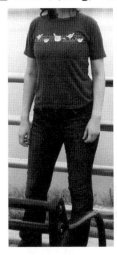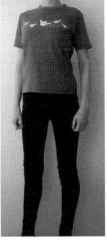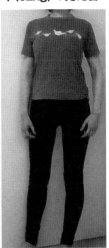

重の範囲（BMI 18.5＝私なら53.5kg以上）を目指そうと増量中です。

　体重を減らすときだけでなく、維持でも増量でもカロリー貯金が役に立つので、これからも続けられる方法とペースでカロリーと体重を管理していこうと思っています。

　写真でも見てみましょう。図24

　左はダイエットを始めるよりもっと前、2008年夏の写真です。

　この頃で63〜64kgですから、BMI22のいわゆる「健康体重」といわれる状態です。

　中央は前ページのカロ貯グラフで最小値の46kgを記録したあたり。

　そして右が数週間前に撮影した52kg前後の写真です。

　どの体型が好きかというのは人によって違うと思いますが、大切なのは「人それぞれ望む体重や体型が違う」ということをそれぞれが理解し、押し付けたり否定したりしないことだと思っています。

図25 2015年(56～58kg)と2017年(47～48kg)を同じ服で比較

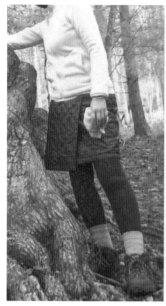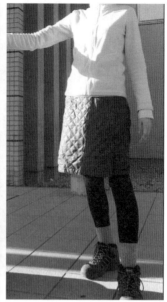

　…そして、私は物持ちが良いということが分かりますね（笑）

　これは私が一番好きなビフォーアフター写真です。図25
　左が2015年9月で、たぶん56～58kgくらいだったと思います。

　右は2017年10月で47～48kgあたり。

　いつか、左の写真と同じ服・同じ立ち方でビフォーアフター写真を撮ってみたかったので、願いが叶いました。

　巻きスカートも同じものですが、ウエストのボタン位置が2、3個は違うと思います。

　フリースの余り具合にも違いが出てますね。

　スパッツに至るまで同じものですが、膝下の太さもかなり違います。

　ダイエットをするときにビフォー写真を撮っておこう

と思う人は少ないかもしれませんが、やせてからビフォーに合わせてアフターを撮影するというのも面白いと思いますよ。

2.カロ貯民のビフォーアフター

　カロリー貯金を実施している「カロ貯民」のうち数名にご協力をいただきました。
　提供していただいたグラフは極力なにも手を加えずに掲載しています。
　グラフの種類や補助線の入れ方なども含めぜひ参考になさってください。

※名前もしくはアカウントやURL・年代・職種・カロリー貯金をやってみた感想・カロ貯グラフ・私からのコメントの順に掲載しています。

ミーさん・30代後半・事務系の座り仕事 図26

　カロリー計算は絶対に続かないと思って最初はホネホネ式カロリー貯金を実践するのをためらっていたのですが、今はアプリで簡単に摂取カロリーを把握できるし、なんといってもカロリー貯金はざっくり多めで計算しても大丈夫な事が私に合ってました。
　計算通りにグラフが推移していくのが楽しいのでモチベーションも上がります。摂取＜消費となれば減量、＝となれば維持、摂取＞消費となれば増量という事が自分の身体で実践できて本当に驚きでした。
　あとは日々の食生活を本気で見直そうと思ったほどのカロリーを摂取していた事を知れてよかったです……
　ホネホネ式カロリー貯金オススメです！

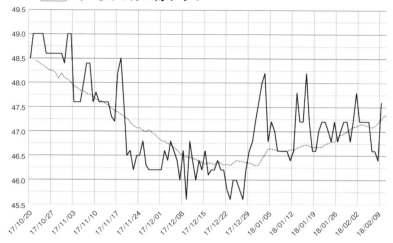

図26 ミーさんのカロ貯グラフ

　カロ貯民のビフォーアフターを掲載しようと思ったとき、必ず一人は「カロリー計算が好きではない派」にお願いしようと思っていました。ミーさんがカロ貯を始める前からカロリー計算は好きじゃないことを知っていたので、まさに適任！と。

　第1章を読んで、それでもカロリー計算にハードルを感じている方が一歩を踏み出すきっかけになっていただけたと思います。

　ミーさんは平均より身長が高く、もとから細身ということもあり、そこから減らすのは本来なら難しいはずです。

　ですがまだ3カ月半という短い期間ながら、グッと減って少し維持、やや戻して維持……と、まるで付き合い始めのカップルのようにカロリー貯金に慣れていっている最中という好印象を受けます。

　これからもカロリー貯金を嫌いにならない良い距離感・ペース・方法で無理なくお付き合いいただけたらと思います。

まみ@チャッピアニストさん（@mami_musiclove・http://blog.livedoor.jp/pianistmami/ まみの乳がん体験記〜ピアノと私と、ときどき夫〜）・40代前半・事務職（副業ピアニスト） 図27

　ダイエットは、辛くない続けられる方法が大事ですね。私なんて、カロリー計算はどんどん雑になって来てますから。
　ざっくり多め、これは本当にありがたい。
　でも、ほとんど予想通りに体重は減るから、そんなに乖離してないとも分かるので安心。あのカロ貯グラフが優秀ですよね。
　そして書いておきたいのが、食事をとる時間について。私は夕ご飯が最も重要です。それは主人と食べられる唯一のご飯タイムだからです。
　そこで謂わゆるダイエットメニューにすること無く、夫婦同じ献立を食べるために、朝昼を調整している事と、その夕ご飯が早くて23時な事。
　これがカロリー貯金では良しとされていた事が、大きかったので。

図27　**まみさんのカロ貯グラフ**

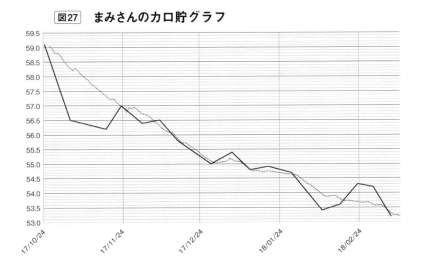

カロリーに気をつけていると、例えば食べたいお菓子が2種類あって決めかねる時とか、カロリーとタンパク質を表示で確認して、自分に必要なほうを選んだり。
　それをしていくうちにカロリーが予測できるようになって来たし。食べる時にカロリーに気を遣っていると、無駄食いが減るし。
　この一口が○kcalと思うと、お腹いっぱいだからやめておこう、と思えるし。何となく口寂しいから食べる、ということはほとんど無くなりました。
　貴重な持ちカロリーをそんな事に使ってたまるか！みたいな。
　そんな細かな変化がまさにチリツモなんだな、と実感してます。カロリー貯金、感謝。かおさんにも感謝。(※かお＝筆者)

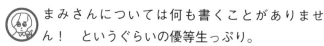まみさんについては何も書くことがありません！　というぐらいの優等生っぷり。
　この「優等生」というのは体重の減り方だけではなく、カロリー貯金に対する理解と取り組み方も含めたことです。
　開始直後にカロ貯体重より実際の体重が減っていたときでも浮かれた感じを受けず、増えたときにも落ち込む様子は見られず、実に淡々とカロ貯を実施されていた印象です。
　そして夜のアイスや外食など、食の楽しみも味わいつつ無理をしすぎないペースを保たれていました。
　始めて数カ月とは思えない安定感で、きっと、まみさんならこれからも大丈夫と安心して見ていられます。

ちよさん(@0chiyo)・30代前半・事務職(ほぼデスクワーク) 図28
　今までに何度か「ダイエットをしよう！」と決意し

て、やみくもに食事を減らし、ストレスをため、挫折するということを繰り返していました。

Twitterでホネホネさんのツイートを見て、「体重が減る仕組み」がすっきりと納得でき、これならできそう、と思いました。

仕組みを納得できたことと、ルールがシンプルだったことで、目標体重までダイエットを続けることができました。

ところどころで思ったように体重が減らないこともありました。

もしも目に見える数字が体重計だけだったら、今までのダイエットのように挫折していたかもしれません。

でも、「カロ貯の貯金額」というもう一つの数字を見ることで焦ることもなく、フラットな心で過ごすことができました。

また、食べ過ぎてしまっても、投げやりにならずにコツコツと取り組むことができたのも良かったです。

カロ貯に出会えたことは私にとって本当にプラスになりました！

図28　ちよさんのカロ貯グラフ

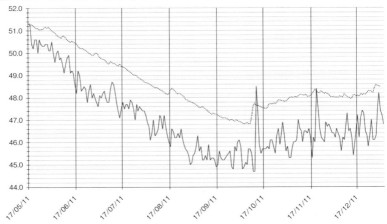

私はよくブログで「正しいと思うことを淡々と」と書くのですが、その言葉を具現化したような存在がちよさんです。

ちよさんのツイートをご覧になると分かるのですが、ふわっとした言葉選びの中にも芯の強さが感じられます。

この健やかさは天然のものだけではないと思うのですが、つらい気持ちも一度ちよさんのフィルターを通してから角を取って発信しているような優しい気遣いを感じていました。

そして驚いたのがカロ貯グラフです。

Twitterでのお付き合いは長いのですが、この企画で初めてカロ貯グラフを拝見したような気がします。

ここまでカロ貯体重と実際の体重に開き（乖離）があっても、それを全く感じさせない安定したツイートをされていました。

私なら「消費カロリーを少なく見積もりすぎたか摂取カロリーの計上が多すぎたか」と焦ってジタバタしまいそうな局面ですが、あの安定感！

ちよさんは高身長でもとから細い方ですので減らす部分も少ないはずですが、それでもこうして全体を通してみると、カロ貯体重と実際の体重の「推移」がリンクしているんですね。

焦っていろいろ変えるのではなく、正しいことを淡々と続けることの大切さをこの企画を通じてちよさんから再度教えられたような気がします。

モントラさん(@montra_diet)・30代半ば・座り仕事がメイン(月に最大5日程度、朝から晩まで動き続ける日があります) 図29

2016年5月からダイエットをスタートして12月には自力で約-30kgを達成しましたがそこから中々減量が進

まず、特に2017年4月〜7月頃は平日は節制、その反動で土日は過食……を繰り返して58〜60kgでずっと停滞していました。

　2017年8月末にそろそろ頑張らないと……と悩んでいたところ、ホネホネさんのブログと出会いカロ貯をスタートしました。

　日々の増減の中でも、カロリー貯金を貯めた分だけきっちり体重が落ちていくことをカロ貯グラフの推移で実感することができたので、体重は後からついてくるを合言葉にたまに食べすぎる日もありましたが、年末までコツコツと貯金を貯めることができ、順調に減量も進んでいました。

　しかし、年末年始に過食（ただの食べ過ぎ）をしてしまい、53kgだった体重が一時的なものとはいえ59kgまで増えてしまいました。

　このままではまたデブの自分に戻ってしまうと危機感を覚え、気持ちを切り替えカロ貯を再スタートしました。

図29　モントラさんのカロ貯グラフ

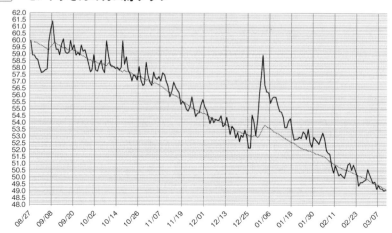

あまりにも増えすぎた体重とカロ貯想定体重が合わず、悶々とすることも多かったのですが「実体重は気にしない、今はカロ貯を信じてコツコツやるしかない！」と逆にスイッチが入り、正月で増量した山は無事に下山して今ではいわゆる美容体重数値近くまで減量することができました。

　特に正月明けは運動もできていないのですが、必要量以上にタンパク質を摂取しているおかげで体脂肪率も順調に下げることができました。

　約半年の間で減量・増量・減量を経験した結果、

　淡々と粛々とコツコツとカロ貯を積み重ねていけば体重は減っていく。

　タンパク質を必要量以上に摂取すれば運動できなくても体脂肪率は落ちる。

　ということを身をもって体感し、カロ貯は私の中でゆるぎない安心の杖となりました。

　またカロ貯をきっかけにSNSで出会ったカロ貯民の皆さんとの交流も減量の気づきや励みになっています。

　カロ貯を発信してくださっているホネホネさんには感謝しかありません。

　目標値まであと少し。目標を達成したらカロ貯を安心の杖として食べたい物、美味しい物を食べながらも自分の理想とする体重をキープできるよう次のステップに上がりたいと思います。

　先ほどご紹介したちよさんを「淡々カロ貯」とするなら、モントラさんは「ドラマティックカロ貯」といいますか。

　モントラさんのツイートをぜひご覧になっていただききたいのですが、日々の記録（摂取・消費・体重）に付け加えられている内容が実に素晴らしいんです。

114　第2章　ビフォーアフター

ご自身を鼓舞するような言葉もあれば、時には落ち込んだ気持ちを素直に書かれていたり、その結果が喜ばしいものだったりしたときには喜び、努力を認め、なんとも人間らしい物語性のあるツイートです。

　なかでも感動したのが1月上旬の増量以降のツイートで、まず1月4日という比較的早い段階で「増量はしたけど2018年もカロ貯を頑張る」と宣言をされています。そして冷静に原因を分析し、ほぼ1年先の年末対策まで。

　素晴らしいのは次で、反省するだけにとどまらず「良かった点」も書かれているんですね。

　反省とともに前向きなことを書くという点だけじゃなく、モントラさんのバランスというか案配といいますか、メンタルコントロールがとても健全で親しみやすくて好きなんです。

　そこからカロ貯体重に戻るまでも……とここで書いてしまうより、ツイートをご覧になるのが良いと思います。

　前向きすぎず後ろ向きすぎず、達観することなく慢心せず、カロ貯を続けてくださっていることが伝わると思います。

　ミーさん、まみさん、ちよさん、モントラさん、ご協力とても感謝しています。ありがとうございました。

3.ホネホネロックの ブログに寄せられた コメント

　2013年に作ったブログで、2016年からカロリー貯金を公開してきました。最近ではコメントをいただけるようになり、とても励みになっています。

　スペースの都合上いくつか抜粋して、匿名（ハンドルを伏せた形）でご紹介させてください。

　本当に感謝しています。ありがとうございます。

2018年2月4日　KJさん

　私もおかげさまで、46kgまで落とせましたので、これ以上の減量はやめて維持を目的にしていこうと思います。

　今まで何度もダイエットを行い、やせては維持に苦労し失敗するの繰り返しでしたが、体重＝カロリーの事実を実感しこれからは無理せず維持していけると思います。これからも更新を楽しみにしています。

　ありがとうございました。

2017年10月5日　RCさん

　ホネホネロックさんのカロリーの考え方＆ホネホネ蒸しパンで1カ月で1.5kgほど体重が減りました。

　今まで夜遅くに食べると太ると思ってたので、夜遅く帰る夫とはご飯が別々だったのですが、一緒に夜ご飯を食べてやせることができたのがすごく嬉しいです。

　まだ1カ月しかしてないですが、つらくなくて食べ物も自由なのでこれならずっと続けられそうです。

　ダイエットのやり方を公開してくれて本当にありがと

うございます！

2017年11月17日 TMさん

　いつも読ませていただいてます。

　産後の過食で悩んでいたのですが、カロリー貯金の考え方で食事を考えるようになって過食が収まりました。数字が好きな人にはうってつけの方法だと思いました。

　カロリー貯金を始めてもうすぐ20日ですが、すでに2キロやせました。授乳中のため、消費エネルギーがすごいことになってるみたいで、面白いほど順調に減っています。目標まで続けるつもりです。

　よいブログを書いてくださって感謝しています。

2017年9月14日 KRさん

　6月からダイエットを始めて、88キロ→72キロまで体重が減りました。

　本格的なダイエットは初めてで、置き換えダイエットだったり絶食だったり、ダイエットの情報は巷に溢れてはいますが、何を選択して何を実行すべきか……。

　そんな時にホネホネさんのカロリー貯金を知り、ダイエットの仕組みというか原理を知り、今では安心してダイエットに取り組めています。

　本当にありがとうございます。

　目標体重は52キロなので、まだまだあと20キロのダイエットが必要ですが、ホネホネさんのカロリー貯金でダイエットを継続していきます！

2017年10月10日 TMさん

　標準体型からモデルさんのような体型になることを目指して、あらゆるダイエットを試してきました。

　でも思うようにやせることができず、むしろ反動で過

117

食するようになってしまいダイエットを始める前よりも
太ってしまいました。。

　そんな自分が本当に嫌で辛くてストレスが溜まりまた
過食に走るという負のスパイラルに陥っていました。

　過食に関して書いてある記事は本当に目から鱗で、で
も、すごくすごく腑に落ちました。

　カロリー貯金を取り入れるうちにあんなに辛かった減
量が楽しくなってきました。1カ月に1キロ減量を目標
にカロリー貯金を始めてひと月経ちましたが、順調にほ
ぼ計算通り落ちてきています！

　過食することはありませんが飲みに行くことが多いの
でそういう日は食べ過ぎてしまいますが、その分はゆっ
くり減らしていけばいいと分かったので本当に心が楽で
す。

2017年9月2日 NCさん

　私もカロリー貯金の考え方を取り入れさせてもらいま
す！過食の記事もとても参考になりました。

　私は基礎代謝ちょい上のカロリー制限＋筋トレで一時
期やせたのですが、やせ止まったときにチートデイを取
り入れ、最初は体重も落ちました。

　でもだんだんチートデイの間隔が短くなり、「一回や
せたんだから今食べても明日から頑張れば大丈夫」と止
まらなくなり結局以前の体重＋3kgです。

　再ダイエットを始めたばかりですが、今回はチートデ
イをせずにたまにはカロリーオーバーしてもその後返せ
ば良いという考えでやりたいと思います。

2018年3月4日 SCさん

　ホネホネさんの変態度数高めな文章大好きでとても勉
強になります。

118　第2章　ビフォーアフター

エクセルも使わせてもらってますが、

　マジ神かっ！　みんな使えばいいのに！　でも教えたくない？？

　みたいな心の狭い自分が脂肪の陰に見え隠れしています。これからも楽しみにしています♪

2017年10月4日　ARさん

　私も数値化グラフ化分析大好きなのでホネホネさんの考えにはとっても共感できます。

　何よりホネホネさんのブログで励みになり、心の底から救われたのは「体重は遅れて減っていく」ことです。ここ10日以上体重が動かなくて、以前なら過食に走ること間違いなしの環境です。

　でも、ホネホネさんのおかげでカショックが押し入れから出てこなさそうです。過食スイッチを押すエンカウント率もこの考えでぐっと下がりました。

　また、体重計に乗るときに体重よりも体脂肪の量が気になるようになってきました。

　今は体重が減っていくのがいつなのか待つというこに楽しみを感じています。

　カロリー貯金という言葉に会えたことに感謝です。

※「カショック」は209ページを参照してください。

2018年3月4日　TSさん

　私は現在は菜食主義で海外に暮らしていますが、ホネホネロックさんのカロリー貯金のブログが大好きです。

　単純にお伝えしたいのは、食の好み？　というか習慣ごと違っても、ホネホネロックさんの人生をかけてお伝えされてようとしてることやその文章と誠実さ、優しさに勇気やパワーを、いただいていました。

　また炭水化物ファーストなども目からウロコでした。

素晴らしいブログに出会えたことを感謝している旨を
お伝えしたくコメントさせていただきました。

2017年10月17日 SKさん

カロリー計算の敷居ってズボラで面倒くさがりな人間
からすると鬼のように高いんですよね。

ひねくれて「カロリー計算したら負けだ」ってくらいに。

ただでさえダイエット中体重計の数値に踊らされてそ
の度に自分頑張った！　って浮かれたり自分ダメじゃん
って自己嫌悪したりでマゾ乙な生活……。

そんな中、わざわざできっこないであろう物にチャレ
ンジするのって勇気がいったんです。(私の場合)

でも実際は超〜気が楽〜！！！日によって体重が少し
増えても太るわけがないくらい強気になれます。

ホネホネロックさんがこうしてカロリー貯金について
ブログを発信してなかったら絶対やってなかったと思
う。。。

2017年11月9日 FTさん

ホネホネ式、目からうろこです。

しかし非常に論理的で当たり前で、安心して減量でき
そうです。

夜寝るときに空腹でないと太る気がして、ここ1年く
らいいつも早めに食事をすませていたのですが、夜中に
目が覚めて食のことで頭がいっぱいに……そして日中物
凄い食べてしまう……をここ1年くらい繰り返していま
した。もちろん体重は減らないし、いつも自分の食欲に
怯えていました。

しかしホネホネさんのblogを読み、試しに夜にメイン
を移したら、遅く帰宅する家族の夕飯の味見もできる
し、なにより夜よく眠れるし、日中は気持ちよく活動で

きるし、この1週間とても気持ちが安定的です。

しかも体重は増えていません。

カロリーも無理なく守れています。

体重減はのんびり構えて、とても気持ちが楽なので、この生活を続けます。

2017年10月16日 SRさん

ホネさんのブログに出会いカロリー貯金を開始して今日で1週間です。私はカショオ歴15年です。今日のお昼、ラーメンを食べました。インスタントです、野菜たっぷり卵も入れて。

食べながら泣きそうになりました。

ラーメンなんて、今まで私にとっては過食の道具でしかなかった。

食事として罪悪感無く食べたのはどれぐらいぶりだろう……そう思ったら泣けてきたんです。

過食せず、嘔吐もせず、食べながらやせる。このような減量方法を初めて知って、本当に感動です。

カショオを治せるかは分からない。

でも私も気負わずに今日はカショオしなかった、という日を積み重ねていきたい。

※「カショオ」とは過食嘔吐のこと。

2017年12月8日 KNさん

私は10年前、無理なダイエットから過食に走り数年間苦しんでいました。

その後は就職や結婚出産により頻度が減り落ち着いていたのですが、最近産後の環境変化やストレスにより再発（まさに理由付けしてますね……）

そこで子どもの為に、家計の為に過食をやめようと極端なルールを作りまたさらに悪化、どうにかしたいと検

121

索していてこちらのブログに巡り会いました。

　過去の記事を一気に読み、自分と重なる部分があまりにも多く（特に過食までの経緯や理由付け、やめたいと思った理由は自分のことかと……？）驚きや安堵、そして脳のメカニズムを知った不安など様々な感情が生まれました。

　しかし同時に自分なりの過食回避方法を探そうと思えるようになったり、毎日の積み重ねだと思えるようになり本当に感謝しています。

　自分の意志が弱いせいだと思っていたことも脳や体の問題だと分かり、対策を冷静に考えようと思えるようになりました。

　何度も過去の記事を読み返し、重要だと思う部分を書き出したりして過食衝動と闘わないで済む方法を検討しています。

2018年1月8日 ATさん

　10年以上摂食障害に悩まされていて、制限型拒食だけの時と過食（嘔吐あり）と拒食の繰り返しでした。

　今もその症状は変わらず、生きてる楽しみすら見い出せずに過ごすことが多かったんです。

　やせたいと思う自分はおかしいのか。

　症状を寛解させようとBMIを18くらいにしても、身体の肉付きが許せず認知の歪みのせいでこんなにも苦しいのか。そしたら、この先どうやって過ごしていけばいいんだろうって途方に暮れてました。

　そんな時にホネホネさんのブログを見て、『私の心の声が「やせたい」と「普通に食べたい」の両方あったから』の言葉に泣きそうになりました。

　ホネホネさんのカロリー貯金を見てから数字として明確に説明されていて、尚且つホネホネさん自身が体験し

てきていることなのですごく勇気をもらえました。

　早速、カロリー貯金をお小遣いアプリでやってみてます！今まで夜は太る恐怖から普通食も嘔吐してしまうことが多かったのですが、カロリー貯金のおかげでそこに安心できて、吐かずに穏やかに過ごせたんです！

『吐かずに普通に食べる』ことへの目標がやっとイメージできるようになりました。

2017年7月6日 RRさん

　わたしはずっと自分のカショックに十分に貢ぎ物を捧げていたつもりだったけれども、もしかしたらカショックにとってはその貢ぎ物の量が足りなかったのか、それともカショックが本当に欲しがっているものをあげていなかったのではないかと思い当たりました☆

　毎日ちゃんとタンパク質も摂っているし、炭水化物も食べているのに、どうして過食衝動が起きるのか……と、いつも不思議でならなかったのですが、多分そういうことが原因だったのですね。

　いろいろ教えてくださって、本当にありがとうございます。これからもたくさんの参考になる記事を楽しみにしています☆

ひといきコラム

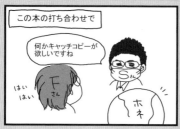

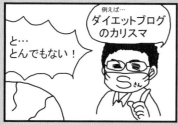

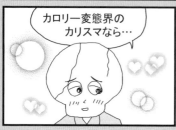

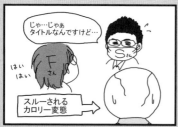

　ここまで読んでいただけたら、もう皆さんお分かりだと思うのですが、私はカロリー計算が大好きです。

　ブログや特にTwitterでは自ら「カロリー変態」と名乗っているほど。

　この「好きが高じてもはや変態の域」がどれぐらいかというのを軽く、いやほんと軽いやつだけ紹介させてください。

　例えばネットニュースの記事。

　ある俳優の下積み時代として「まかないでうどん7玉食べてたら3カ月で9kg太った。天ぷらもつまんでた」と書かれていたんですね。

　普通の人なら「彼でもお金がなくて苦労した時期があったんだなぁ」とか「破天荒で面白いなぁ」とか思うんでしょうか。

　カロリー変態（私）は違い

ますよ。

　即座に「2玉は通常分として250kcal×5玉×4日×4週×3カ月で8.3kg増で残りが天ぷら分か」と計算しますからね。

　こんなこともありました。

　デカ盛りメニューのカロリーを当てるクイズ番組で、大盛り蕎麦の下にうどんと餅が入ってるつけ麺が問題。

　パッと見ただけですが、3500〜4000kcalと予想し、証拠を残す意味でTwitterに投稿。

　実際に食べたタレントさんは8000kcalと予想していましたが、正解は4200kcalでした。

　まぁ私も外したといえば外れてるんですが、実際に食べた人の外し方と比べても、調理法や食材の量の揺れを考慮しても、パッと見でコレならカロリー変態としては合格点

なんじゃないかと思いました。「カロリー変態として合格点」ってのがもうアウトな感じはしますけどね。

　他にも、芸人さんに密着したとき番組を見ながら予測したカロリーがけっこう当たっていたり。

　枚挙に暇がないほど、カロリー変態エピソードはあります。

　……な、何の役にも立ってないんですが、私がカロリー変態だと伝われば！（いいのか）

第 *3* 章

ダイエットから 過食へのドア、 そして私が 戻れた理由

1.過食が止まらなくなった頃

1-A.どうしても伝えたいこと
があります

　第1章では、カロリー貯金と体重管理を中心に書きました。

　「ダイエット色が濃い」という感じを意識した内容です。

　この第3章では、摂食障害の症状を取り上げます。

　と言っても、私はこの件で受診したことはありませんから摂食障害かどうか分かりません。

　あくまでも「**過激なダイエットから過食になってしまった一般人**」の視点で書いています。

　専門家でもない一般人の私が、あふれる情報を自分の体で試しながら、過食や過活動から抜け出そうと試行錯誤した記録です。

　自分は普通のダイエットだから関係ないと思わず、できれば余裕のあるときにでもお読みいただければ、恥ずかしい過去をオープンにしたかいがあります。

　参考にするというよりは、反面教師にする目的でお読みいただけると良いかと思います。

　私と同じような失敗で苦しむ人が減ることを願っています。

　また、この章を読んでもよく分からなかったり、実感が湧かないかもしれません。

　ですが、体重管理を続ける中で何かおかしいと思ったときにはお役に立てるかもしれませんので、心に留めていただけたらと思います。

1-B. 初めての過食、
それは入口でしかなかった

まずは、2013年夏から2017年秋頃までの流れをグラフで表してみました。図30

このグラフで分かること。

それは**「拒食の後には過食が待っている」**ということです。

当時は「過食じゃない。止まった生理を起こさせるための回復期だ！」なんて書いてますし、本当にそう思っていた（思おうとしていた）部分もあると思いますが、

図30 **体重の増減と理由**

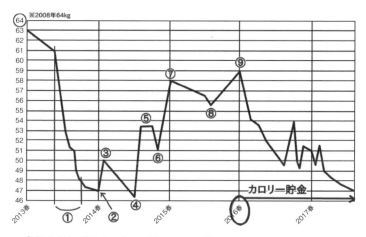

①基本的に何も食べない・夏61kg→12月48kg
②600〜1000kcal摂取とゼロカロゼリー生活・47kg
③生理が遅れたので摂取カロリーアップ・50kg
④最小体重
⑤生理が止まったから体重を増やすという理由で過食・生理再開・53.5kg
⑥51kgまで減らす・生理が止まる
⑦生理が止まったという理由で過食・生理再開58kg
⑦→⑧過食スイッチ・計画的過食・低カロリー食材の過食・過活動
過食の悪化・過食は依存症と同じだと知り普通の生活を心がけるも
「普通の生活では普通の体型にしかなれない」とダイエット再開
⑧11月中旬55.4kg・ブログ更新が途絶える
⑨ブログ再開・59kg

明らかにコントロールできない過食でした。

　くれぐれも「**私の場合**」として聞いてほしいんですが、このメチャクチャなダイエットで生理が止まった最小体重（④）と、このグラフを作った2017年秋頃の体重はだいたい同じです。

　それでも2017年秋も現在も毎月あります。

　減量ペースが緩いからか、維持期のおかげか、はたまたタンパク質のおかげかは分かりませんけど。

　だからやっぱり「止まった生理を戻すために体重を増やす（泣）というスタンス」で過食を許した、あれが私の弱さだったんだと思います。

　過食は私を助けるために起きた。

　その弱さも含めて、私は私の体のために必要なことをした。

　本当に**憎むべきは過食じゃなくて拒食だった。**

　そこからカロリー貯金に至るわけです。

1-C.抜け出すときは孤独

　ここからは私がダイエットから過食に至った経緯や、そこから抜け出そうとした形跡などを、経験者目線で時系列で書いていきます。

　最初に注意していただきたいこととして、これは「**私の場合**」という大前提があります。

　拒食や過食に至る過程というのは、驚くほどパターンが似ているんですね。

　でも、そこから**抜け出す方法やタイミングは人の数ほど違う**んです。

　だからハマっていくときには仲間（同類）がたくさんいたのに、そこから回復しようとしたときにはすごく孤独な闘いになります。

130　第3章　ダイエットから過食へのドア、そして私が戻れた理由

そんなときに、どの情報が合う（聞ける・理解できる）かは誰にも分かりません。

なので、あくまでも「この人の場合」ということでお読みください。

念押しで書いておきますが、この本やブログの内容を過食で悩んでいる本人に伝える場合には細心の注意が必要です。

というのも、やせ願望が強い人のブログを読むという趣味を長く続けていると分かるのですが、ご家族や恋人が変に勉強しちゃって知識を押し付けるって「あるあるネタ」なんですよ。

特に拒食に気づくタイミングや抜け出す方法などは、死んでも誰かに口を出されたくないんです。

死んでも。ホントそれぐらい。

だから、もしご本人以外がこの本やブログをお読みになったとしても「こういう人もいるんだな」と頭の隅に置いておいてもらえたら十分です。

1-D.数カ月で13kgの減量

では、初めての過食体験について。

私のブログの最初の記事は2014年5月になっています。でも、ブログを書き始めたのは2013年の12月です。

つまり、2013年12月から2014年4月までの記事は非公開に変更したということです。

さて、この期間一体何があったんでしょうか。

もうイヤな予感がバンバンしますね。

さらに少し前、そもそも減量を始めた頃までさかのぼります。

2013年春、63kg（BMI 21.7）ぐらいだったと思いますが特に減量せず。

2013年夏、あることがきっかけで減量を決意して計測した体重が61kg（BMI 21.1）でした。

　そしてブログを始めた2013年12月の記録が48kg（BMI 16.6）です。

　これを急激だと思うか、BMI 16.6くらいなら普通だと思うかは、人それぞれですけどね。

　どうやって減らしたかというと「**基本的に何も食べない**」という方法です。

　仕方ないとき（家族が食べ残した分や外食など）だけ食べる。

　自己憐憫たっぷりの重苦しいエピソードを書き綴る気はありませんので省きますが、あることがきっかけで自分には生きている価値がないと思いまして、自分のために家計を使うことに罪悪感が生じるようになったのがダイエットのきっかけです。

1-E.過激ダイエットの後に　　待っているもの

　では、ブログで非公開記事にした2013年12月から2014年4月までの内容をかいつまんでみます。

　まず、何も食べないというのはやめたようです。

　体調を崩したり、メンタルがひどすぎて家族に怪しまれたり、何より数カ月で標準体重からやせの範囲で13kgも落としてますので、周りがメチャメチャ心配したんですね。

　意図的に減量していることは誰にも話してなかったので、じゃあ病気じゃないの？ と思いますよね。

　絶対に医者には行きたくなかったので（意図的に減量している私に医療費なんてもったいないし医者に迷惑かけるし健康保険を使うのも申し訳ない）、**減量が滞らな**

い程度には食べることにしたようです。

　この頃の記録を見ると、だいたい600〜1000kcal摂取が平均。

　基礎代謝が1100kcalあたりだと分かっているのに「900kcal以下じゃないと減量が進まない」と変な分析をしてるあたりはどうかしてるパターンです。

　第1章で書いたとおり、**基礎代謝以上でも消費カロリー以下に摂取を抑えれば減量できます**からね。

　2014年3月12日にパーティーがあり1500kcal摂取。

　でも「普段が少食だから、食べ過ぎてもたいした量にはならないのが救い」と書いています。

　なんとか平静を保っていますね。

　翌3月13日もパーティーで、ランチは（家族にご飯をあげたりして）なんとか300kcalに抑えたものの、夜のパーティーで食べてしまい、トータルで2500kcal摂取。「家族に誘われたランチはうまくいったのに〜！　ホワイトデーの練習がダメでしたね。パーティーの残り物含めて、ついついバクバクと」とまだ軽い反省。

　ということは2500kcalでも過食という認識はなく、パーティーだから食べ過ぎたと思っていたのか？

　だがしかし、翌3月14日に人生初の下剤体験……。

　書き写したくない地獄絵図ですね。1錠で懲りたのはよかったです。

　でも食べ過ぎから下剤という流れはとても悪い傾向ですね。

　これにより、13日の2500kcalで軽い反省だったのは強がっていたのではないかと思わされます。

　この3月14日は800kcalに抑えたものの、その次の3月15日は1400kcal摂取。

「クッキーがなければ900kcal」と反省しているところを見ると、1400kcalでも罪悪感が出てきたようですね。

悪い傾向。

　そして「実験」と称して、ゼロカロゼリーだけで何日いけるか試してみたりしてますね。

　とにかくどんな理由でもいいから体重を減らしたかったんでしょう。

　ちなみに、ブログ開始当初の2013年12月中旬にBMI16.6（48kg）を書いて以降、体重の記載がありません。

　おそらくクリスマス→年末年始で増えたんだと思います。

　この実験途中の4月4日に初めて「体重47kg（BMI16.2）」と記載がありますので、やっと人目にさらせる体重になったと思ったんでしょう。

　同時に「この実験で3kg減」ともありますので、実験前は50kgあったことも推察されます。

　実験の内容を見ると、200kcalの日もあれば1300kcalの日もあります（12日間で平均600kcal）。

　もう過食の予約は整った感じですね。

　そしてここで突然「ストックは怖い」という記事を書き残し、12月から毎日続いていた記録が数日間止まります。

　やると決めたことを続けることはできるのに止めることができない私ですから、ブログが書けないほどの何かがあったんでしょう。

　そして復活した4月9日のタイトルが「仕切り直し」。

　何があったかはお察しです。

　　　4/8夜→49.2kg

　　　4/9朝→48.8kg

　　　4/9昼→48.6kg

　　　4/9夜→48.0kg

　　　あと1kgで暴食前に戻る……。

134　第3章　ダイエットから過食へのドア、そして私が戻れた理由

とありますから、ゼロカロゼリーで47kgに落として、4月上旬に「暴食」したんでしょうね。

この頃は当然「過食」という言葉も知っているはずなのに、あえて「暴食」と書いたあたりに当時の私の葛藤が読み取れます。

12月から4月まで「過食」という言葉は2回しか出てきません。しかも一般論としての使用。

どうしても**自分が過食に転じたなんて認めたくなかった**んだと思います。

拒食がピークの頃に摂食障害の人が書いているブログと出合い、過食嘔吐という言葉を知りました。

そのときに抱いた感情は、今の私が過食嘔吐の人に抱く感情とは全く違うものでした。

結局、その状況になってみなければその人の苦しみなんて分からないということなんでしょうか。

私はまだ嘔吐したことはありませんが、過食の苦しみは経験済みです。

そして、嘔吐や下剤という形ではない「過度な運動や絶食という形で過食を帳消しにしようとした」ということでは、同じカテゴリーなんだと思います。

でもこの頃は、どうしてもどうしても過食に転じたと認めたくなかったんですね。

1-F.過食の内容や気持ち

このあたりの非公開記事から、当時の心情や過食内容が分かる部分を転載してみます。

量は多いのですが、ダイエットから過食そして過活動に至る様子がリアルに感じ取れると思います。

まずは、前述した「ストックは怖い。」という記事から。

気持ちが安定しているときは、決めた量だけを食べて我慢できる。

問題は荒れたとき。ストックがあると食べてしまう。

買い出しに行ってまで食べたいなら、それは許していいと思うけど、ストックは危険〜。

今あるのを食べたら、ストック禁止にしよう。

安定しているときに買っても、いつ荒れるかは分からないし。

次に、2度目の過食と思われる4月11日の記事。

ここまで1416kcal

ここから、食パン3枚＋チーズとか、野菜炒めとご飯とか。

家族の付き添いでいろいろあって、ふがいないというか。

何だかカロリー制限してるのがバカみたいに思えたりね。48kgのBMIが16台なのに、家族の窮地に何してんのって。

その直後には、言い訳して食べてるだけだって思ったり。いや〜、メンタル豆腐すぎるわ。

4月7日までゼロカロゼリーだけの生活で47kgまで落としたものの、4月8日の初過食で49.2kgになり、4月11日朝には47.8kgまで戻すも、この11日に2度目の過食が起きたようです。

その2日後の4月13日。

合計928kcal

かーらーのー、23時半に、キャラメルフレーバーティ無糖＋豆乳→塩おにぎり＋焼き海苔→ハイハイン2袋→食パン＋チーズ。

チキンラーメンは我慢できたから傷が浅く済んだとみるべきか、いや甘えなのか…。

とりあえず、カロリーゼロ商品（人工甘味料？）は私

に合ってないような気がしてきた。

この4月13日が3度目の過食でしょうか。ここから数日は食事記録のみで体重の記載がありません。

量らなかったのか書けなかったのかは分かりませんが。

1-G. 帳消し行為、 私は過活動を選んだ

ここからは過活動の症状も顕著になってきます。

4月16日

往復16.6km歩いた。

コンビニを見つけたら新商品探しに入ってたのと、目的地のホームセンターでブラブラしたのを合わせて、5時間半。

これは我ながら歩き過ぎた。

ホームセンターでは、歩数が表示される活動量計が半額で買えた！

摂取カロリーはもちろん900kcalで☆

合計720kcal

4/8夜49.2kg

4/12夜48.0kg

4/16朝50.0kg→帰宅後48.6kg

良かったこと→たくさん歩いた。カロリズムを半額で買えた。

反省→歩いたご褒美があったとはいえ、600kcalを超えた。せっかくお土産を買ってきてくれた家族にイラッとしてしまった。

4月13日の3度目の過食以降、摂取は14日が800kcal・15日が1200kcalと抑えています。

にもかかわらずこの16日朝に50kgだったということ

137

は、過食後は確実にそれ以上。

16.6kmも歩いていることがその証しです。

そしてこの**活動量計を手に入れてから過活動が悪化し**ていきます。

私と似たタイプの人はくれぐれもお気を付けください。

4月17日の合計摂取カロリーを出す前に、また数日ブログの更新が止まっています。そして復活した20日の体重が……。

4/20朝49.4kg→昼49.0kg（BMI 16.95）。

4月17日から20日までの間に4度目（五度目も？）の過食があったのでしょうか。

4月22日

4/20朝49.4kg→4/22夜48.2kg（BMI 16.67）

（※いつもより多めの1日合計1700kcalの後・ここだけ時間が書いてない。洗い物して片付けて歯まで磨いたのに……）

薄力粉＋ベーキングパウダー＋砂糖＋チーズ＝250kcal？

合計1959kcal

歩数20432歩・距離15.32km（歩幅75cm）・時間187分

総消費エネルギー量2140kcal

よかったこと→勤務の前と後の両方歩いといてよかった～！ なんとかチャラくらいにはできた。歩いてなかったらと思うと怖すぎる……orz

反省→反省しかない。勤務以外ほぼ家族と一緒だったとはいえ、食べ過ぎ。1万歩につき1回は間食してもよいけど、せめて200kcal前後にしよう。

きな粉、好きすぎてヤバい。家族も好きだからストック必要だし。頑張れ私の意志！

4月22日の夕食前に量った体重が48.2kgで、そこか

ら食べ過ぎたにしても「なんとかチャラくらいにはできた」と安心しています。しかし翌4月23日、いつものように低カロリーに抑えつつ動き倒したにもかかわらず夕食前の体重は49.2kgで1kg増えています。

4月23日

　　4/20朝49.4kg→4/23夜49.2kg（BMI17.02）

　　（※いつもの低カロリー食の後・ここだけ時間が書いてない）

　　石窯バゲット379kcal

　　ボーノ（チーズ）2本→64kcal

　　6Pチーズ5個？→305kcal

　　チーたら110kcal

　　ミニ豚カツ8個？→780kcal

　　ご飯500g？→840kcal

　　ガリガリ君シュークリーム味164kcal

　　ふわラテハーフ＆ハーフ13kcal

　　合計3501kcal

　　歩数24515歩・距離18.38km（歩幅75cm）・時間230分

　　総消費エネルギー量2242kcal

　　良かった→たくさん歩いたことだけど、これって強迫とか過活動ってやつなのかな～。自分では、そう思わないけど。

　　反省→言わずもがな。どうかしてた。炭水化物やタンパク質もちゃんと摂らないと爆発するよ～って見本だね。もともと甘い物が苦手な私がお菓子を欲してるのも変な話だし。あ～BMI 18切ってから（やせ過ぎからの）減量って厳しい！　体ってうまくできてるな～。

過食も回数を重ねてきましたからね。

冷静（を装えるよう）になってきました。

　それと、誰がどう見ても過活動で運動強迫なんですが、本当に渦中って気づけませんね。

139

1kgの増量がショックで過食したのかどうかは書かれ
ていませんが、たぶんそうだと思います。

そして翌4月24日には体重の記載がありません。

4月24日

　合計2280kcal

　歩数32647歩・距離24.48km（歩幅75cm）・時間299分

　総消費エネルギー量2519kcal

　よかったこと→たくさん歩いた（とうとう3万歩超
え）。評判のパン屋で美味しいベーグルとバゲットが買
えた。

　反省→ミートボールとチキンラーメンは不要だった。

　歩き過ぎのせいか、右の股関節に痛みが。

　昨日の暴食を反省して、ちゃんと食べてみる。

　朝ご飯はもともと食べないのでいいとして、昼と夜は
炭水化物とタンパク質を一人分食べる。その代わり、甘
い物が苦手だったんだから間食はなし。しばらく様子を
見て、暴食がなくなるようなら続けよう。

　急がば回れというけど、無理な食事制限が暴食を生
むなら、ちゃんと食べて運動するしかない。

この摂取2280kcalは過食（暴食）じゃないという認
識。

つまり過活動（消費2519kcal）で帳消しできればいい
という意識になってきている証拠です。

そして悔やんでも悔やみきれない股関節痛。

ここから無理を続けたせいで、今現在までずっと苦し
み続けています。

たとえタイムマシンがあって当時の私に説得できて
も、聞かないのは知っていますが。

いかがでしょうか。

私はこの当時のブログを目にするたび、心が痛くて苦
しくなります。

140　第3章　ダイエットから過食へのドア、そして私が戻れた理由

それは後悔というより、当時の私に対して申し訳ない
ような気持ちです。

足元のもがけばもがくほど沈んでいく底なし沼に気づ
かず、遠くを見つめて無我夢中で進んでいる自分を画面
越しに見るようなふがいなさ。

そして何よりも恐ろしいのが、**この頃はまだ過食のほ
んの入り口でしかない**ことです。

1-H. 生理ストップを機に、
　　　過食に走った私

このページでは、2014年5月以降を振り返ります。

この2014年で避けて通れないのが生理（月経）です。

当時のブログを見返すと、何度か「生理が止まった」
との記載があります。

でも止まったことが問題なのではなく**「止まった生理
を復活させるために増量します（泣）というスタンスで
過食を許した」ことが最大の問題**だと思っています。

もちろん生理が止まるのもよろしくはないです。

でも、この場合は増量までしなくても維持できるくら
いのカロリー管理をしていれば、そのうちコンスタント
に来たと思うんです。

緩やかな減量期と維持期を使い分けながら、徐々に体
を慣らしていくというか。

うがった見方をすると、当時の私も実は気づいていた
んじゃないかとも思います。

後述しますが、少なくともアルコール依存症と過食と
いう嗜癖については私なりに勉強しました。

その素人考えの範囲ですが、**飲酒や過食を許す「理由
付け」をし始めるのが危険サイン**だと思います。

141

1-1.過食が日常になる流れ

　では、2014年を見てみましょう。

　　2014年

　　4〜5月：ブログを更新しなかった期間に生理が遅れたため、脂質を中心に摂取したところ無事に来た。

　　5月：ブログを再開。体重計が壊れたため、各サイズのみ記録。カロリーも記載せず。

　　6月：カロリー計算を再開。

　　6〜7月：ブログ再開当初は1500kcal前後の摂取だったのが、7月には1000kcal制限に。

　　6〜7月：おから・ゼラチン・寒天など低カロリーお菓子のレシピ開発に熱中。

　　7月：生理が数日遅れた。

　　8月：こんにゃく・小麦ファイバーを多用

　　9月：ゼロカロリー食品を多用

　　10月：ブログ再開時は50kg前後だと思われる体重が46kgあたりまで減る。

　　10月下旬：生理が遅れて増量を決意。5000kcal摂取する日も。

　　11月中旬：生理が復活。その際の体重は53.4kg。時を同じくして更新が途切れる。

　まず、ブログでは非公開記事にした2014年4月に初めて「暴食」を経験し、増えた体重を戻そうとカロリー制限＆過活動、でもまた「暴食」という、いわゆる**過食と拒食のループ現象**を体験。

　その後、体重計が壊れたのを機に更新が1カ月止まるわけです。

　　春先に1日2万〜3万歩という過活動を続けてたら、生理が止まりかけたことがありました。

　　再開させるには止まっていた期間の倍かかると知っ

142　第3章　ダイエットから過食へのドア、そして私が戻れた理由

て、あわててカロリーと脂質を摂取。

　無事に生理は戻ったけど、体重も激増。

　旅先で体重計に乗ったら、52kgくらいあって引きました（47kgまでは落としていたので）。

とにかく更新してない期間に体重が増えたんですね。

　50kgぐらいだったのかなと。体重計が壊れてるから分かりませんが。

　とりあえず再開直後の5〜6月はメンタルがボロッボロです。

　ナンバーワン黒歴史となった「家族との外食で泣く」というのもこのあたり（2014年6月22日）。

　これは食事制限が厳しすぎて「孤食」を好むようになる拒食あるあるですね。

　あとは、お菓子が多いのもその一因だったのではないかと。

　夜に食事のボリュームを置くというのは今現在もそうなんですけど、間食が多い。

　というか総摂取カロリーのうちお菓子の占める割合が多いというか。

　自作にしてもゼロカロ商品にしても。

　6月にカロリー記録を再開したときには「タンパク質50g以上」を意識しているので、このあたりで**「体重はカロリーだ！」**のブログに出合ったものと思われます。

「脂質40g以上」とか、8月には小麦ファイバーに出合ってレシピを公開したり、MECにも挑戦したり。

　だんだん元気になって、また「拒食ハイ」になってきたんですね。

　そうそう、非公開記事では「暴食」と書いて、絶対に「過食」という言葉を使わなかったのが、普通に自分のこととして使っています。

　ブログ再開2日後の5月28日にはもう使ってます。

本当は、前みたいに歩き回ったりしたいんだけどね。

過活動欲は消えないけど、それをすると過食につながりがちだから。ガマン。

食べ放題でカロリーが分からなくなった日だからこそ追加で過食するという「過食あるある」も8月28日の記事に書かれてあります。

たからこそ「食べ放題後の過食をせずに寝られました」みたいな記事もあります。

「今日はカロリー制限せずに食べるぞ！ と思ったのに2500kcalで思ったより少なかった」みたいな記事もありますから、意図的にせよ突発的にせよカロリーの振り幅が大きくなっています。

そして、胃が痛いとか食欲がないとか理由をつけて、食べ過ぎた翌日や翌々日は700kcal以下が目立つという良くない傾向も。

この2014年で、いわゆる摂食障害の症状として挙げられるものにだいたい当てはまっている印象です。

ただ、それでもこの時点ではまだ過食衝動に苦しんだり、**本当の過食にはなっていない**ように見えます。

つまり、**過食が習慣化していない**ということです。

その**引き金を引いたのが、10〜11月の「止まった生理を起こすために食べる」という理由付け**です。

10月28日から「デブ活（意図的に体重を増やす）」を開始して2500〜3500kcal摂取している日もあれば、1500〜1800kcalの日もあり、4000kcal、5000kcal、というムムム？ な日もあり。

全てを記録しているわけではないようなので全貌は不明ですが、高カロリーなお菓子を中心に食べまくっています……。

1-J. 過食する理由を探して、 なければつくればいい!?

いよいよ過食の本質に迫ります。

私の身内にはアルコール依存症の患者がいました。

ですから、小学3年生くらいにはもう依存症の勉強をしていました（家族の会みたいなのがある）。

そこで学んだこと。

アルコール依存症患者は、飲める理由付けを探している。なければつくる。

これを解説してみます。

何もないのに自らお酒を飲むと、飲んだ自分が悪いということになります。

でも、**家族が何か悪いことをして自分を怒らせたなら、家族に怒らされたせいで仕方なく飲む**という理由付けになります。

いや、ならないんですけどね。

でも依存症患者の思考はこうだという話です。

具体的にどうするか、家族のアラを探すんです。

何でもいいです。消しゴムが床に落ちていたとか、スリッパがそろってないとか、タオルの裏表が違うとか、どんなささいなことでもいいから家族に言いがかりをつけるんです。

家族が謝っても「こんな簡単なことを何回も言わせるのか！」とキレて飲めますし、家族が言い返したりなんかしたら、さらにブチ切れて飲めますし。

ここまでで「理由付け」の意味は伝わりましたでしょうか。

そうなんですよ、アルコール依存症も過食も同じなんです。**過食するための理由付けを探し、なければつくる**んです。

145

「止まった生理を起こすために増量するから過食してよい」という理由付けが、2015年の本格的な過食の始まりだったのは間違いありません。

　詳しくは次で書きますが、アルコール依存症患者がさまざまな理由付けをつくり出すのと同じように、過食を許すための多種多様な理由付けを私はつくることになります。

1-K.過食スイッチが入る、
　　　いえ、自分で押しているのです

　今回は2015年を振り返ります。

　2015年は本物の過食を味わった年です。

　この「本物の過食」とは、私が私の体験同士を比べて造った言葉です。

　決して「おいおい〇千キロカロリーなんて過食じゃなくてただの食べ過ぎでしょ」とか言いたいわけではありません。

　まずは専門用語にもなっていそうな**「過食スイッチ」**について説明します。

　信じられないかもしれませんが、本当にスイッチが入るんです。

　居ても立っても居られない。ソワソワなんてもんじゃない。

　食べなければいけない義務感。

　でも、この**スイッチを押しているのは私**なんです。

　過食を許している理由付けです。

「過食スイッチが入ったから過食せずにはいられない」

　だって私の体には過食スイッチもやる気スイッチもピタゴラスイッチも設置されてませんから。

　では、多種多様なスイッチを押す流れ「過食スイッチ

あるある」を見ていきましょう。

1-L.過食スイッチはいくらでも
つくり出せます

どんな「過食スイッチ」があるのか。

❶予定していた摂取カロリーの上限を超えた
【例】「摂取を〇kcal以内にできた日は手帳に二重丸を
書こう。守れなくて超えちゃった日は手帳に×印。

　今日は順調に制限できた。あっお兄ちゃんが帰ってき
た。えっこのケーキって私が前にテレビで見て美味しそ
うって言ったやつだよね……ありがとう……でもこれ
600kcalもあるし（調べて知ってる）他のケーキも人数
分ある……これ食べたら予定のカロリー超えちゃう……
でも本日中にお召し上がりくださいって書いてあるし
……よし！ 家族の優しさだもん！ 食べよう！ ……美
味しいなぁ……**もうこれで今日は×印の日だ。**こうなっ
たら今日のうちにあのクッキーとあの冷凍スコーンも食
べちゃおう！ だって今日はダメな日だから！」（完全な
フィクションです）

❷カロリーの分からないものを食べた
　頂き物のお菓子で調べてもカロリーが載っていない、
ベーカリーのパン、カロリー記載のない外食、食べ放題
……など。普段はきっちり決めたカロリー内に収めてい
ても、**計算できなくなった瞬間「じゃぁ今日はもう好き
なだけ食べちゃおう」**となります。

❸家・学校・職場でイライラさせられた
「こんなにムカつくなんて食べないとやってらんな

い！」の人もいるでしょうし、私の場合は「こんなこと
でイライラするなんてお腹が空いてるからだ……食べな
きゃ！」みたいに過食を許します。

❹食べるペースを乱された

　時間にこだわる人も、騒音（テレビ・そしゃく音など）
が気になる人も。**「これをこう食べたい」という思いが
強すぎて**、ペースを乱されると「今日はなんかもういい
や！ 食べちゃえ！」となる。

　例えば、最初から「僕も食べたい」と言ってくれれ
ば、自分と相手の分と2個買って1個あげるぐらい全く
問題ないのに、自分が食べようとしていたものを「一口
ちょうだい」と言われるとダメになる。

　なお、とりあえず相手の分も買っておくという対策は
なし。だって相手が食べなかったら自分が食べてしまっ
て過食スイッチが入りかねないから。

❺一人の時間ができた

　長期休みの場合や大家族など、みんなと一緒にいると
集中して食べられないから、一人になったときに**「今が
チャンスだ！ 食べたい物を食べたいように食べよう！」**
となる。

❻消費カロリーが多かった

　山登りや〇十キロウォーキングのようにいつもより消
費が多かったとき。あまりにもカロリー差があると後で
過食になるからとか、明日の仕事に疲れを残せないから
とか、**消費カロリーが多いことを理由に「今日はいつも
ガマンしてるアレを食べよう」**となる。

❼体重を増やそうと思うとき

148　第3章　ダイエットから過食へのドア、そして私が戻れた理由

生理が止まった。周りから細すぎると言われた。
「どうせ食べて増やさないといけないんだから、この機会に好きなものを好きなだけ食べよう」。

❽家族が食事を残した・消費期限が近い食べ物がある

捨てるなんてできないし他に誰も食べないから自分が食べないと。

でも今日はアレとアレを食べようと思ってたのに。

だけど残されたんだから仕方ない。

「明日に繰り越すより今日のうちになくしてしまったほうがスッキリする」

これと同じ思考で**ストックを片付け食いしてスッキリ**するという。……この「スッキリ」って伝わりますか？

明日からはもうこの食材をいつ食べようか（カロリーをいつ足そうか）悩まなくて済むというスッキリ感。

ちょっとずつ食べようと思っても、食べるのはいちいち葛藤があるから心の負担でもあるという。

❾友達や家族にアピールしたい

「こんなに細いのにこんなに食べるんだ」と思われたくて大食いアピールをする。

必死にガマンしてやせてるんじゃなくて「たくさん食べるのになぜか細い」というキャラを演じたい。だから誰かとの外食だけは大食いクイーンみたいに食べる！

❿コンビニの新商品やアレンジを試したい

新しい商品は食べずにいられない。

むしろ期間限定だから食べないといけない。

○○の新作だけは誰よりも早く注文してSNSにアップしたい。ネットで見た食パンアレンジが神レシピっぽいから試したい。冷凍・常温・レンジアップ・リベイクで

食感が違うから4個は食べないと！

⓫過食ブログ・大食い動画を見る

　これは「グルメ番組を見たら食べたくなった〜」とは全く違うんです。脳内に過食がフラッシュバックするとでもいいますか。

　聞いたことないですか「麻薬依存症患者が治療としてあえて吸引動画を見て衝動に耐える訓練をする」みたいなの。

　私はフラッシュバックして過食スイッチが入るということがよくありました。

　人によってはこれを利用して「自分は食べられない（拒食）から動画を見て脳を満足させる」という人もいますが、脳が興奮してハイになれるんでしょうね。

　また、過食中に過食動画を見ることで、筋トレ中にロッキーのBGMを流すみたいに高揚感を持続させて過食を盛り立てる効果もあるような気がします。

⓬お酒や精神的な薬

　最初は「飲酒（服薬）すると食欲がセーブできなくなってつい食べちゃう」だったのが、「お酒を飲むと過食してしまう」になり、「お酒を飲んだ日は過食してしまってもしょうがない」になって、**そのうち飲酒すると決めた時点で過食スイッチが入るまでに訓練される**のが怖いところ。まだまだあるような気もしますが……。

　こうやっていくつものスイッチを自分でつくり（あると思い込み）、自分で押していました。

　もちろん自分で押している自覚なんてありませんよ。

　だから「スイッチが入った」って言うんです。

　お皿を落としたときに「割った」じゃなくて「割れた」と言うみたいに。

150　第３章　ダイエットから過食へのドア、そして私が戻れた理由

1-M.「過食」と「食べ過ぎ」の違いって？

次に、食べ過ぎと過食はどう違うのか。

きっかけ的には「**ついつい食べちゃった**」のは食べ過ぎだと思います。

そこから（他のスイッチもありますが）「もう今日は食べられるだけ食べよう」と**自暴自棄になって、お腹に詰めるのが過食**。

あくまでも「当社比」ですが。

肉体的には、今までの人生で「お腹いっぱい」は何百回（何千回？）も経験があります。

でも、「お腹いっぱい・背中いっぱい・肋骨がきしんで痛い・皮膚が張り裂けそうに痛い」こんなのは過食に転じてからの初体験です。

精神的には、「あ〜美味しかった！ もう食べられない！」が食べ過ぎ（後から胃がもたれたり気分が悪くなったことはあります）。

義務感にかられて食べたとか、そんなに美味しいと思わなくなっても食べ続けたとか、**普通の「美味しい」を過ぎた食事が私にとっての過食**です。

2014年の過食は、入り口が「空腹」でした。

2015年の過食は、入り口が「スイッチ」でした。

この過食スイッチに「計画的過食」「低カロリー食材の過食」なんかも加わってきます。

1-N.過食が習慣化した2015年

2015年

1月：53.5kgでブログ再開。カロリーなどはアナログで管理し公開せず。1カ月で1.5kgずつ減らす計画。1/31には50.9kgまで減らす。

2月：ブログの更新が止まる。2/21に更新し生理が止まったのでまた増量すると報告。

3月：更新止まる。3/29に更新した記事では57.6kgと。

4月：58kgで生理再開（4/4）。急にジョギングを始める。摂取900〜1300kcal。こんにゃくパスタを多用。

5月：基礎体温を見ながら摂取1500〜1700kcalで調節。

6月：ジョギング・山登り・20kmウォーキングなど過活動。昼に菓子パンを食べ、夜はこんにゃく麺と鶏むね肉で調節。

7月：菓子パン1〜3個＋鶏むね肉ともやしなど。更新が止まる。

8月：更新していない間に過食が悪化→過食は依存性と同じだとサイトで勉強。ブログ再開後はカロリーを意識しない普通の生活を心がける。

10月：56〜57kg。普通の生活では普通の体型にしかなれないと、少しずつダイエットを再開。

11月：中旬に55.4kgとの報告を最後に更新が途絶える。

2016年3月には59kgまで増えていた。次に更新したのは2016年の8月。

ちょっとじっくり見ていきましょう。

まず、1月にこんなメモがあります。

4000kcal超が1日、3000kcal台が1日、2000kcal台後半が4日、2000kcal台前半が2日、1800kcal超が4日。12日は多すぎますね。程度や頻度を少なくしていきたいです。

これ何か分かりますか？

そうですね、**過食や食べ過ぎの回数を数えたメモ**です。

2014年の10月に意図的な過食で増量し、2015年の1月には回数を数えるまでになっています。

152　第3章　ダイエットから過食へのドア、そして私が戻れた理由

これは**過食が習慣化していることの証し。**

そして1月から2月にかけて減量（53.5kg→49kg）し、また「生理が止まったから増量する（泣）」というスタンスで過食の日々へ。ここは更新がないので想像ですけど。

だって3月末に57.6kgですよ？ 過食してないほうがおかしいぐらいの増加です。

で、4月に58kgで生理が来たと思ったら、急にジョギングを始め、低カロリー食材でカロリー制限。

かと思ったら、基礎体温を見ながら「高温期にならないからカロリー増やします（泣）」というスタンスで、平均が1500〜1700kcalになるように過食。

もうね、この頃は**過食したくてしたくて仕方なかった**んでしょう。

だけどブログも更新したい。

となると、**過食をする理由付けが必要**になる。

1-O. さらに悪化する過活動

過活動も相変わらず健在ですよ。

急に始めたジョギングでアキレス腱を痛めて歩行ができなくなり医者にかかるぐらい（私にとってはレア）悪化してるのに、それでもウォーキングと組み合わせて走るようになったり。

外出が嫌いで何年でも家に引きこもっていられるぐらいなのに、山登りに週1ペースで行ったり。

とにかく過食できるカロリー枠を確保するため、過活動も顕著。

朝のジョギングは初6km。45分くらい。確かに5kmのときよりは疲れたけど、それでも無理ってほどではなかった。しばらく6kmを定着させて、無理なく7kmに移

行したい。今年中には10kmを1時間で走りたいけど無謀かも。

　ちゃんと4時前に起きたけど、昨日の頭痛を勘案し朝の運動は休み。運動強迫なのかジョギングをする人にありがちなやつなのか分からないけど、走りたくて仕方ない。

　朝6時からウォーキング。なんだかんだで20kmほど歩いた。ジョギングは苦しさと達成感の両方が味わえるし、ウォーキングはのんびり楽しい。

　3万2474歩

　消費2645kcal

　摂取2510kcal

　余分なカロリーを許容するためにも運動は必要。

　今でも運動強迫は根強く残ってますけど、そんな私が読んでも**20kmでのんびり楽しいウォーキングとかち**ょっとどうかしてます。

1-P. その考えと行動が過食を呼び寄せる

　そして「過食スイッチ」に加えて「**計画的過食**」です。

　これは、**スイッチが入って予定外に「やらかして」しまう過食ではなく、予定して行う過食**のことです。

　一例ですが、こんな感じです。

● 今日と明日はゼロカロゼリーだけで乗り切って、明後日の食べ放題では好きなだけ食べる！

● 平日は低カロリー食材で我慢して、走って消費カロリーを貯めて、週末は家族と一緒に思いっきり食べる！

● 6日間を1000kcalで過ごして、1週間に1日だけ5000kcal好きなものを食べれば太らず過食できる！

● 30km歩けば、その日は3000kcal食べてもチャラにで

きる！

　これで太らないなら良いアイデアじゃん？　って思いませんか。

　当時の私は「**過食したいなら過食できるカロリーの余剰分ができるまで拒食すればいいじゃない**」と思っていました。「お金も貯金してから使えば借金せずに済むでしょ」って。

　その考えが過食を呼び寄せているなんて、全く知らずに。しかも、この計画的過食じゃないときにもスイッチが入って過食してしまうことがあったので、どんどん予定は崩れるし、実際体重も増えていきました。

　計画的過食について、2015年の記事から抜粋するとこんな感じです。

　　体重がガクッと減った。昨日から0.8kg減。消費より摂取をかなり控えても体重が変わらなかったから『どこかでガクッと来るぞ』とは思ってたけど。でも喜んじゃダメ。以前に生理が止まった教訓を生かさないと。明日も減ってたら摂取カロリーを消費カロリーとトントンくらいに増やそう。

　　今日も0.2kg減。2日で1kgマイナスは注意したいところ。BMIも18.5に近づいてきてるし。というわけで糖質を多めにカロリー摂取。いつもの倍くらいかな。いつもは夜1食に近い食べ方をしてるんだけど、多めに食べる日にそれをやると翌日の胃痛につながるから、今日はまんべんなく食べました（摂取3000kcal）。

　この時点では計画的過食が過食の習慣化につながるなんて知らなかったので、問題視もしてないせいか記載が少ないです。

　「**低カロリー食材の過食**」もこのあたりがピークでした。

　過食の日じゃないからカロリーは低く抑えたい。

　でもお腹いっぱい食べたい。菓子パンも食べたい。

そうだ！

菓子パンを食べて、後はもやしとかこんにゃくみたいな低カロリー食材をお腹いっぱい食べよう☆

これは当時の私にとって過食ではなく「カロリー調整」だと思っていました。

記事を見ると1記事につき1個は菓子パンが紹介されていますね。

そして、えのき2袋・もやし1袋・糖質ゼロ麺1袋で一品、鶏むね肉1枚・冷凍ブロッコリー1袋で一品、ゼラチンと人工甘味料で作ったゼリー500ml……が一回の食事とか。

●スイッチからの過食

●計画的過食

●低カロリー食材の過食

●菓子パンやお菓子を毎日食べる

●過活動

こんな状態ではダイエットになるわけがありません。

4月に58kgで生理が来てから、55～57kgあたりをウロウロしていたと思います。

1-Q. ダイエットをあきらめた私

8月のある日、とてもショックなことがありました。

問題はその後で、自暴自棄気味に飲酒と過食が慢性化しました。

飲酒といっても350mlを2本とか焼酎1/3本とか、食事以外の過食も1000kcalで500円程度なんですが。

でも2週間で、体重2kg・体脂肪率3％増加、費用も1万円超。

振り返れば自己嫌悪だけが残るという状態。

そして2015年の8月下旬、依存症や病的嗜癖につい

156　第3章　ダイエットから過食へのドア、そして私が戻れた理由

て説明したサイトに出合います。

　それが「**病的嗜癖関連障害編・こば心療医院**」です。

　じゃあこのサイトに出合って、すぐダイエットをやめることができたのかといえば違います。

　そのサイトを見た後、8月23日にブログを再開したときには、活動量計を外し、カロリー計算をやめ、なんと買うときにカロリーを確認することもやめています。

　ただ体重は量っていたようで、ブログの体重表記が「○日からマイナス○kg」のように変わりました。

　目標までつくっていて「月マイナス1キロ」と。

　当時の私もこの違和感には気づいていて「**（ダイエットが過食を呼ぶなら止めたいけど）問題は私がやせていたいこと**」と書いてあります。

　もちろん体重は減らず。

　10月中旬にはこう書いています。

　　　体重は56.3kgで、体脂肪率が23.5％

　　　さてここからなんですけど。

　　　普通に生活したいけど、普通の体重はイヤ。

　　　はい、矛盾（笑）。

　　　どうするよ、自分？　って感じなんです。

　　　ここ最近『普通普通』ってずっと言ってきたけど、それじゃ普通の体重のまま。

　　　計算してないけど食事は普通（1800〜2000kcal）、測ってないけど歩数も普通（6000〜8000歩）。

　　　これはだいたい58kg（BMI 20）を維持してしまう内容です。

　そして、10月29日に「こわごわ、ダイエットの計画を立ててみる」という記事を書いています。

　　　12月中に53kgまで減らす。

　　　うーん、どうかなぁ。

　　　これぐらいユルユルな目標なら大丈夫だと思うんだけ

ど。

　※60日間で3kgとして、1日50g＝360kcal。

　また活動量計を着け、ざっくりしたカロリー計算を始め、1500kcal目安で摂取。

　でも、11月中旬に55.4kgと報告したのを最後に、2016年8月までブログの更新が止まることになります。

　2016年3月には59kgになっていたことから考えると、11月にやっぱり過食してしまって、やっとここで本当にダイエットをやめたんだと思います。

　何かを始めたらやめられない私にとって悔しかったとは思いますが、今となっては「よくぞそこで耐えてくれた」とねぎらいたくなるファインプレーです。

　過食って、食材を買ってるときからハイテンションで、調理してる時もハラハラとワクワクが混じったような気持ちで、食べ始めると普段のガマンから解放されるみたいに幸せで美味しくて。

　でもその解放感も食べているうちに罪悪感に変わってきて、今日この過食で最後にしようって思えば思うほど目の前の食材を全部食べて明日に持ち越さないようにしなきゃいけないという義務感が生まれて、もう「美味しい」よりも「苦しい」ほうが勝っているのにやめられない。

　このつらさをなんとかしたい！　過食したくない！　と思っていたんだと思います。

2.カロリー貯金と出合うまで

2-A.家庭との両立ができなくなりました

　さて、今回は私が「過食を止めたい」と思うようになった理由です。

　過食がつらかったというのもその一つです。
- 過食スイッチからの過食
- 計画的過食
- 低カロリー食材の過食
- 過活動

　過食とそれを帳消しにするための拒食や過活動に苦しめられていましたから。

　そしてもう一つ大きな理由があります。

　それが、家族。

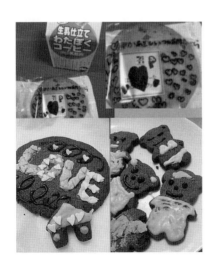

　外食で泣いたというナンバーワン黒歴史の話は書きましたが、ここで傷をえぐっておこうと思います。

　これ、分かりますか？

　娘と夫からのプレゼント（手作りクッキーなど）です。

　これをもらったと

きの気持ち、普通のお母さんや奥さんなら「うれしい」
だと思います。

　私ももちろんうれしかったです。

　だけど、それだけじゃなかった。

　言葉にするのも苦しいしふがいないのですが、カロリ
ーや食べるタイミングやいろいろなことで頭がいっぱい
になっている状態ですからね。

「うれしい！　ありがとう！」とは伝えるんですよ。笑
顔で。

　でも「食べて食べて♪」とニコニコしながら、私の
「美味しい」を待っている娘と夫。

　普通のお母さんなら、普通の奥さんなら、普通に幸せ
な家族のワンシーンです。

　だけど私の頭の中は違いました。

　思い返すのがつらすぎてリアルに書けないのですが、
簡単に言ってパニックです。

　食べていいのか、食べないほうがいいのか、食べるな
ら明日は絶食か過活動か、食べないならどんな言い訳を
すればいいか、半分食べるのか。

　頭の中はぐちゃぐちゃです。

　これは写真が残っているエピソードですが、小さいも
のも含めれば山ほどあります。

　過食とその帳消しのための拒食や過活動の繰り返し。

　低カロリー食材や許可食材しか口にできない。

　やせたい気持ちと家族との関係。

　あの当時の私では、とても両立は難しかった。

　なんてダメな母親なんだろう、最低な妻なんだろう、
早く死ななきゃ。

　こういう時期もあったということです。

　娘や夫にも申し訳ないけど、当時の私にも申し訳な
い。変なダイエットさせてごめんなさい。

2-B. 私が私の過食を許さない理由

私は過食を許さないスタンスです。

どうしてか。

それは、お…**お金がかかるから**です。

ポカーンとされている顔が目に浮かびます。

私だってもっと深いかっこいい理由を言いたいですよ？

でも本当だから仕方ないんです。

2015年の夏に過食と飲酒が悪化したときの記事には体重と体脂肪率の増加だけでなく、費用のことも書いてありましたよね。

　　2週間で体重2kg・体脂肪率3％増加し費用も1万円超。

具体的な数字は書けませんが、3人家族の食費を1カ月〇万円以下に抑えている中、自分が過食するためだけに使った金額が2週間で1万円。

このまま量や頻度が増えなかったとしても1年間で24万円。

だけど過食に移行していく人のブログを見ていると、量も頻度も必ず増えている。

なるべく自炊したり値引き商品を探したりして、費用を抑えるようにしているけど。

そして最初は非嘔吐でも、体重増加に耐えられなくなって吐く練習をする人も少なくない。

そうなると、1日に何回も過食をするようになったりしている。

それに、過食費用は過食食材だけじゃない。

下剤、なかったことに系のサプリ、利尿剤。

いわゆる「吸収」を許せるゼロカロゼリーやトクホのドリンク。

……などなど。

その費用を捻出するために、夜の仕事をするようになる人もいる。

　すると仕事として食べたり飲んだりするから、吐かないとカロリーを抑えられない悪循環にも。

　働いてない場合は、家族や恋人が過食費用を肩代わりすることになるから、責められることもある。

　しかも、過食を繰り返して脳の報酬回路を刺激しすぎると、何に対しても興味が持てなくなる「報酬回路不全症候群」（後述します）になっていく。

　そんな中で仕事のモチベーションや質を保つことは、どう考えても大変すぎる。

　過食をするためには必ずお金が必要なのに、過食の準備と過食と排出と片付けに時間を取られ、仕事もしなくてはいけない。

　家族が支払っている場合は、家族の目を盗んで過食しなければ、見つかると家庭不和につながる。

　少し前の私なら「……いや（苦笑）……私はそこまでにはならないから（笑）」と思えたでしょう。

　でも、2014〜2015年で過食衝動の屈強さを味わい、さらには脳のメカニズムを知っても過食をやめることができなかった私です。

　その私が、過食から過食嘔吐に移行しないと断言できる根拠はありません。

　過食の頻度や一回あたりの費用をコントロールできるという保証もありません。

　……このあたりが、私が私の過食を許さない理由です。くれぐれも読み間違いのないようにお願いします。

　これは、私が私の過食を許さない理由です。

　他の人の過食については、良いも悪いも許すも許さないもありません。

　私に直接「過食していいですか？」と聞かれない限

162　第3章　ダイエットから過食へのドア、そして私が戻れた理由

り、何か言ったりすることはありません。

また、最初に「私の場合」と書いているので重複しますが、命の危険があるほど低体重の場合など、体重の回復を優先させる治療もあるかもしれません。

ただ、拒食状態から急激に食べることで命に関わる状態になることもありますから、必ず医師の指示を仰いでください。

これはあくまでも私の場合の話ですからね。

心から本気の本気で「お金がかかるから過食を許してはいけない」と思っています。

過食が悪化している渦中に体重と体脂肪率とともに費用のことを書いたことからも、小学生の頃から小遣い帳を付け続けてきたことからも、私がお金をとても大切に思っていることは伝わるはずです。

冗談や奇をてらって言ってるわけではありません。

お金のことを抜きにして考えても（無理ですが）、過食は脳に深刻な悪影響があるわけです。

宝くじの高額当選など濡れ手に粟で大金が降ってきたとしても、過食を許していい理由にはならない。

体重を増やす必要があっても、その方法に過食を選ぶことを許していいとは思えません。

過食と帳消し行為の恐ろしさはもう十分に伝わっていると思います。

しかも非常事態（日本は多いですよね）で、避難所生活になったりしたら……。

2-C.嫌な感情からの
逃避としての依存

ここでは「病的嗜癖関連障害編・こば心療医院（メディカルサイエンスエッセイ・寝椅子の下・第Ⅳ部・うまく

いかない心）」を読んだ私の感想を主に進めていきます。

部分的に引用する場合は"▶"をつけます。

いつもは「私の場合」と何度も書いていますが、今回はこのサイトの内容を中心に書きますので、むしろ私自身には当てはまらない（と思われる・思いたい）部分もあります。

引用部分などが分かりやすいように、サイトの上から順番に解説していきますので、内容が重複したりしますが、なるべく読みやすいように心がけますね。

まず、このサイトを読むうえで重要な言葉があります。

病的嗜癖（びょうてきしへき）……普通以上に病的に強いクセや好み。摂食障害もこれ。

報酬回路（ほうしゅうかいろ）……脳が気持ちいいと感じる回路。ご褒美だと感じる回路。

自制（じせい）……やりたいことや欲しいものをガマンすること。理性。

※「報酬回路不全症候群」は読んでいくうちに分かりますが、脳が何に対しても気持ちいいと感じなくなってしまうことです。頭の不感症のようなイメージ。

そして、このサイトで私が学んだことを先に書いてしまいます。

❶過食を含めた摂食障害は病的嗜癖であり、最初はイヤなことから逃げるために始まることが多い。

❷食べることを長い間ガマンして、一気に甘い物やジャンクフードなどの刺激が強い物を食べることを繰り返すと、脳に報酬回路ができてしまう。

❸この「ガマンからの過食」を繰り返すことで報酬回路を刺激し、どんどん過食に依存するようになる。

❹これを何度も続けると、報酬回路を抑える力が働き、過食以外のことに興味がなくなってしまう。

❺摂食障害になりやすい人は自制が弱いという遺伝子を

持ち、家庭環境にも恵まれない場合が多い。

❻自制が弱い遺伝子を持つ人は、過食になりがちな刺激を遠ざけるしかない。

どうでしょうか。なんか絶望的じゃないですか？ 少なくとも私は、過食が習慣化してきた頃にこのサイトに出合い、打ちひしがれました。血の気がサーッと引くぐらい。

このショックだけで過食しなくなるんじゃないかと思うぐらいショックでした。

その後も過食はありましたが（根深いですね）。

では、サイトを見ていきましょう。

まず、依存症とか病的嗜癖というものの定義から。

▶ (1)何か嫌な感情から逃避するために耽っている行為であり、短期的・刹那的には嫌な気分から逃れ良い気分になれるものの長期的には自分にとっても周囲にとっても有害になってしまう

(2)頼れば頼るほどどんどん依存的になってしまう

(3)次第にそればかりになってしまい、他の大切なはずのことがあまり大切ではなくなってしまう

(4)長期的には有害だとわかっていても、やめたくてもなかなかやめられない

これって摂食障害のことだけを言っているんじゃないのがポイントです。アルコール依存症や薬物依存症なども含めての説明なんですよ。

それがバッチリ摂食障害にも当てはまってしまうことがまず怖くないですか。私の拒食もまさにこの「嫌な感情から逃避するため」に始まりました。

イヤなことを言われたら「じゃあ食べないで死ぬ」ぐ

らいの勢いで絶食してました。過食の場合も「こんなに
イライラさせられるなんて…食べよう！」みたいに。

　心の中だけですけどね（って相手に伝えられないで食
に逃げることが問題なのですけど）。

　それに対してはこんなことを書かれてしまいます。

　　▶嫌な気持ちからの逃避として使ってしまう、とい
　う私たちの行動は無意識的に動機づけられていること
　があり、本人は逃避目的でそうしていると気づか
　ないでいることもよくあります。
　　むしろ、嫌な気持ちからの逃避目的で習慣的にし
　てしまっているその嗜癖的行動をいったんはやめて
　みないと、それが逃避目的であったことも、どんな
　問題から逃避しようとしてそうなっているかも、は
　っきりとは見えてこないことがほとんどなのです。

　ぐぅの音も出ないってこのことですね。

　そうなんですよ。今だからこそイヤな気持ちから逃げ
るために拒食や過食があったと認められますが、こんな
こと渦中に言われたら絶対にムカつくし、さらにイライ
ラしたと思います。

　だって「家族がひどいから食欲がなくなった」と「家
族にイヤなこと言われたから拒食に逃げた」では、こう
……被害者感が違うというか、前者のほうがかわいそう
っぽいですよね。

　過食だって「家族が悪いけどイライラを抑えるために
仕方なく過食するわ」と「家族のものの言い方が気に入
らないから過食で現実逃避した」では…もう…全然印象
が違いますね。そして、過食をした日をカウントし、逆
に「今日で〇日連続過食してない！」と喜々として記録
を付けていた私にも冷水を浴びせかけられます。

166　第3章　ダイエットから過食へのドア、そして私が戻れた理由

▶アルコール依存症の人にとってお酒をいったんやめてみることは、実はそれほど難しいことではありません。

難しいのは、やめ続けることであり、二度と乱用的・依存症的なお酒に手を出さないことです。

依存症はやめるのが難しいのではなく、再発しないことが難しいのです。

これはアルコール依存症について書かれた文章ですが、もちろん私にも大打撃です。何日過食してない♪とカウントしているのに「それほど難しいことではありません」とバッサリいかれました。そして「難しいのはやめ続けること」と、ド正論ですよ。

▶私たちの身体は、もともと『おいしいもの』を食べると『報酬回路』のドーパミン系がどばーっと放出される性質があります。

特に甘いものや味覚刺激の強いもの、ジャンクフードなどではその傾向が強いのです。

食べるという行動を、報酬回路の働きによる『いい、気持ちいい』という感覚を得るためや、それに伴って嫌な気分を忘れるために『乱用』的に使ってしまうと、飲酒や物質乱用の問題と同じようなことが起こるのです。

何度も書いていますが、私は甘い物が本当に苦手でした。空腹時ならなんとか食べられましたが、食後は絶対に無理というぐらい徹底して苦手でした。それがダイエットを始めてから甘い物が好きになり、なんだったら今現在でも菓子パンやアイスは週2、3回食べています。

それまではアイスなんて真夏の期間に数回食べるぐら

い。というか、コンビニやスーパーのお菓子売り場に足
を運ぶことがほとんどないぐらいの人間でした。

　これを読むまで、甘い物への欲求が高まったのは炭水
化物（主食）を抜いたせいや過活動のせいだと思ってい
ましたが、それだけではなかったんですね。

　甘い物はジャンクフードと同じく、報酬回路を刺激し
て気持ちよくさせる性質があったんです。

　　▶過食症に陥る人は、最初の頃はたいていは何らか
　のネガティブな感情をまぎらわしたくて過食をして
　しまいます。

　　その前に極端なダイエットをしていることも少な
　くありません。

　　それなのにダイエットの効果が思ったように表れ
　ないばかりか、自分の容姿・体型を含めて嫌なこと
　ばかりの日常です。

　　仕事で、人間関係で、家族内葛藤で、恋人との関
　係で、慢性的に嫌な気持ちや満たされなさが続いて
　いたりします。

　　そんなある時に甘い物やジャンクフードなど『報
　酬回路』を過剰に刺激する性質のある食べ物を無茶
　食いすると、その一瞬だけ嫌なことを忘れ、幸せな
　気分になることに気づきます。

「カロリーを抑えて動きまくったのに体重を量ったら逆
に増えてて過食」って完全にあるあるネタじゃないです
か。ブログやこの本でも書いたし、私も「水分などの増
減だ」って分かっていてもショックでしたし。

　過食したことないであろう筆者（医師）がここまで書
けるということは、脳医学的に証明されているってこと
ですね……。

168　第３章　ダイエットから過食へのドア、そして私が戻れた理由

▶私たちの内側からわき起こってくる、動物的・衝動的な『欲しい』という気持ちを抑える機能は、通常『自制』と呼ばれます。

『自制』の良好な人は、さまざまな面で身体管理が良好なために身体的健康度も高い傾向があることが、これまでの研究結果からも示唆されています。

しかし、逆に言うと、『自制』が弱い人は、様々な『病的嗜癖・依存症』を生じやすいということになります。

内側からむらむらとわき上がってくる『欲しい』という気持ちにしっかり気づき、それをしっかり抑えることができないと、『病的嗜癖・依存症』になりやすい、というのは考えてみれば当たり前です。

▶いくつかの状況的要因が、私たちの『自制』を低下させてしまう傾向があることもわかっています。

（1）気持ちがネガティブな感情状態の時

（2）ずっと我慢してきたものをちょっとだけやってしまって堰を切った状態になってしまう時

（3）直接的な誘惑的刺激を受けた時

（4）自制力が疲労している時

（5）大脳皮質の前頭前野が直接的にダメージを受けて自制力がなくなってしまう時。

これは、「1-G.過食スイッチはいくらでもつくり出せる」で書いた内容と似ています。

▶まず、気持ちがネガティブな時は自制力が弱くなる、という問題です。

気持ちが落ち込んでいる時、不安な時、すさんでいる時というのは、自制力が弱くなり、ついつい攻

169

撃的な言動をしてしまったり、お酒を飲んだり、ギャンブルに行ったり、いらないものを買いすぎたり、食べ過ぎたりする人が多いことがわかっています。

　嫌な感情から気をそらすために、こうした病的嗜癖・依存症的な行動に走ってしまうという側面も当然あるでしょう。

▶つぎに、ずっと我慢してきたものをちょっとだけやってしまって堰を切った状態になってしまう時です。ずっと厳格なダイエットをしてきた人が、何かの拍子にちょっとだけおいしいものを口にしてしまうと、これまた急に堰を切ったように我慢ができなくなり、『欲しい』という衝動が高まってしまい、せっかく積み上げてきたダイエットが台無しになってしまうということもあるでしょう。

▶3つめの、直接的な誘惑的刺激を受けてしまう時、というのはわかりやすいでしょう。

　ずっと我慢して断酒している人が酒宴会場にいくのは『直接的な誘惑的刺激』が強すぎます。

　ずっとダイエットをしている人がスイーツ食べ放題のお店に行くのは危険すぎます。

　薬物依存の人は、吸入器具や注射器を見るだけで『欲しい』気持ちに火がついてしまいます。

　『据え膳食わぬは男の恥』とは言い訳であって、実際には『欲しい』衝動が強まりすぎて我慢できなくなってしまうわけです。

　これですよ「過食スイッチは入るんじゃなくて押してる」っていうこと。この文章を読んで、アルコール依存症患者の「理由付け」を思い出してハッとしたんです。

170　第3章　ダイエットから過食へのドア、そして私が戻れた理由

私も過食の理由をいくつも持ってるけど、それって理由付けなんじゃないのって。

　▶自制力は、他の『力』と同様に、長時間の連続的な使いすぎによって疲労してきます。
　例えば、対人関係での感情的なことを我慢し続けた一日がやっと終わると、『自制力』がすっかり消耗して弱ってしまい、いつもよりもアルコールや過食を我慢することが難しくなるかもしれません。
　さらに、自制力は大脳皮質の前頭前野の活動ですから、基本的にそのエネルギー源は『糖分（グルコース）』であり、無理なダイエットをして飢餓状態になり血糖値が下がりすぎているときには、当然、自制力も弱ってしまいます。無理なダイエットが続かないのは、当然ではあるのです。

　私の過食が夜に集中してるのもコレ（一日がやっと終わると……）ですし、絶食とかゼロカロゼリー生活とかの後に過食してしまうのもコレ（飢餓状態・血糖値の低下）です。

　▶そして、怪我による損傷やアルコールなどの薬物は前頭前野機能を直接的に障害します。
　このため、普段はいろいろなことを我慢できている人でも、アルコールを飲むと自制力が弱まってしまい、我慢が利かなくなることは珍しくありません。アルコールの他に、別名『マイナートランキライザー』と呼ばれるベンゾジアゼピン系抗不安薬も似たような働きがあり、自制力を弱くします。
　アルコールや抗不安薬による『ほろ酔い状態』や『酩酊状態』で、普段だったら我慢している過食、

自傷行為、危険なセックス、無謀運転などの衝動行為におよんでしまう人もいます。

アルコールや薬物は脳の怪我なんですね。

だから私も飲み会の次の日、朝起きたらコンビニのレシートと食べた覚えのないお菓子の空袋がバッグに入っていたりしたんです。

ブロガーさんでも処方薬のせいで意識のない夜間過食があるって書いてる人が何人かいますし。

そして次が私の希望になった文章です。

▶もともと、『自制』の力が弱く、病的嗜癖・依存症の傾向がある人は、上記の5つの状況は特に要注意だと言えるのでしょう。

逆に、上記の5つの危険状況をうまく工夫して避けていくことで、『自制』が利きやすくなるとも言えるでしょう。

後述しますが、私は自制が弱いタイプとは思っていません（今現在でも）。

むしろ自制が強すぎて不便なくらいの人間です。

ただ、ここでは「病的嗜癖の傾向がある人」ということで受け止めようと思います。

過食衝動と闘うのではなく、闘うような状況にならないように工夫するということ。

エンカウント率を下げるということ。この部分にはハッとさせられました。でも、ここからは私にとって特につらい部分になります。

▶子どもの頃に父親がアルコール依存症で飲んだくれて暴れていて、あれだけ嫌な思いをしてきて、自

172　第3章　ダイエットから過食へのドア、そして私が戻れた理由

分は絶対にお酒なんか飲まない、そんなダメな大人
にならない、と心に決めていたはずなのに、なぜだ
か大人になると自分もアルコール依存症になってし
まう（あるいは薬物依存や摂食障害、ギャンブル依
存など、別の病的嗜癖・依存症になってしまう）…
という人は少なくありません。

　これは一体なぜなのか？

　薬物依存もアルコール依存も摂食障害もギャンブ
ル依存も、ほとんどすべての病的嗜癖・依存症に共
通して、それに陥りやすい性格的傾向というのがあ
りそうなのです。

　よく知られているところでは、計画性に乏しく衝
動的に行動する傾向、待つことのできなさ／我慢の
できなさ、地道さや退屈を嫌い過剰に刺激を追求す
る傾向、失敗体験から学ぶ能力の低さ…などの性格
傾向です。こうした性格傾向は、環境要因よりもむ
しろ、かなりの遺伝的要因によって、子どもに引き
継がれていくこともわかっています。

　先ほども書きましたが、私は自制の力がむしろ強いほ
うだと今でも思っています。

　自他共に認める慎重派ですし、石橋を叩いてやっぱり
渡らない……という感じの性格です。

　日記も小遣い帳（家計簿）も続きますし、計画を立て
るのもそのとおりに実行するのも得意です。

　というより、一度やると決めたことをやめるほうが難
しいと以前にも書いたほどで。

　と、いちいち否定していたらキリがないほど、上記の
性格的傾向には当てはまっていません。

　でも、この文章を完全に否定できない理由。それは、
過食だけはコントロールできなかったということ……。

173

▶結果として、病的嗜癖・依存症への遺伝子的な脆弱性をもともと持っている人が、不幸な生育環境のもとで育ってしまうと、『心の弱い』『依存症性格』になりやすくなり、その結果として病的嗜癖・依存症の『家族性』というものが生じてしまうのだ……と言えそうなのです。

『生まれ』の不幸と『育ち』の不幸がかさなったところに、『心の弱さ』が育ってしまい、その先に病的嗜癖・依存症が生じてくる……。

私たちは実験動物と違って、ほとんどの場合が遺伝子的な親が育ての親になります。

病的嗜癖・依存症の問題については、これを絶望的な状況だとみる人もいるでしょう。

しかし、遺伝子は変えられませんが、環境はものすごく努力をすれば変えることができる可能性を持っているものです。 ここに希望を見ることができる人は幸いでしょう。

何度でも書きますが、私に病的嗜癖の性格的傾向があるとは認められないし、認めたくないです。

でも、実際に過食がやめられなかったということは、何らかの要素はあるんです。

そうは思いたくないけど、きっと。ここは一旦こらえて、謙虚になってみようと思いました。

2-D. ネズミを過食にする実験を 人間は自分でやっています

▶『報酬回路』を強烈に、過剰なまでに、ビンビン刺激するようなことを慢性持続的に繰り返していると、そのうち『報酬回路』の働きがますます弱まってくることになります。すると、もっともっと強烈

な刺激を与えなくてはいけなくなり、そうするともっともっと『報酬回路』の働きが弱まっていくことになり…という悪循環です。

　こうして行き着く先は『廃人』です。つまり、依存対象以外のことには、ほとんど一切『報酬回路』が働かなくなり、人生において大切なこと、価値あることがほとんど一切なくなってしまうのです。

　アルコール／薬物依存にしても、摂食障害にしても、ギャンブル依存にしても、ほとんどすべての『病的嗜癖・依存症』において『そればっかり』になってしまうのは、こういうメカニズムが考えられていて、これを『報酬回路不全症候群』と呼ぶわけです。

　以前は本の虫だった私が、今では目が滑る（集中できない）ようになった。

　以前は歌詞の良し悪しで曲を好きになっていたけど、今は歌詞が聴けずメロディ重視になった。

　テレビに集中できず、どこで笑って良いかも分からないので、家族に合わせて反応するようになった。

　これらが拒食や過食の影響で報酬回路不全症候群になったのか、そもそも拒食になった原因（というか鬱状態になった原因）によるものなのかは分かりませんが、確かに趣味は（当時）なくなりました。

　▶摂食行動の異常がなくなった、しかし人生に本当の意味での喜びや楽しみを見いだせていない『回復した』拒食症の女性を集めて、摂食行動には何の関係もないインセンティブ（カードゲームのようなもので勝つとお金をもらえ、負けるとお金を失う、というもの）を与えて、その時の『報酬回路』の働き

が健常者と違うかどうかを見てみました。

　すると、健常者ではゲームに勝つか負けるかで『報酬回路』の一部である腹側線条体の反応に違いがあるのですが、元拒食症の人たちはゲームに勝っても負けても腹側線条体は同じような反応しかせず、やはり何らかの意味で『報酬回路』が壊れてしまっていることを示唆していました。

これも、そっくりそのまま私です。

　以前は、ゲームでも勉強でも競技でも仕事でも競争が好きで、そして結果を残してきました。

　負けず嫌いの努力家だったんです（過去形）。

　でも今は家族とのボウリングみたいなリラックスした場でも、勝った負けたで心が動くことはありません。

　残念ながら、報酬回路が壊れてしまったのは確かでしょう。「何らかの意味で」という部分は若干の希望かもしれませんが。

　▶私たちの遠い祖先がまだ原始人だった頃は、『報酬回路』の過剰使用の問題など全く想定外だったでしょう。

　このため、原始人の頃とほとんど変わらない脳を持っている私たちは、『報酬回路』の過剰使用と、それが引き起こす『報酬回路不全症候群』に対する有効な防御手段を持ち合わせていないのです。

　私たちにできることは、この構造上の弱点を認識して、危険を遠ざけるようにしておくしかないわけです。たぶん……。

ここで頭を殴られたような気持ちになりました。

　だって「過食が習慣化することと、それによって他の

ことに興味が持てなくなるという症状は、防ぐことができないので、過食にならないように危険を回避するしかない」ってことですよ。

過食になってしまったら、脳医学的には終わり。

医者が打つ手なしと書いている。

ちょっと一旦落ち着いて、読み進めていきましょう。

▶ネズミを使った実験で、ネズミたちに餌を与えず、しばらくずっと飢餓状態にします。

そのあと急に甘い甘い砂糖水を好きなだけ飲めるようにします。そしてその後また絶食にします。

そしてその後また急に砂糖水を好きなだけ飲めるようにします。

…といったことを繰り返していると、長い我慢の時間の後での「むさぼるように甘い物を食べる」という行動に対して過剰に「報酬回路」が働くようになり、薬物依存で生じるのときわめて類似した脳内の変化が生じるようになります。

つまり、甘い物に対する食べ物依存症が形成されてしまうのです。

▶どうして無理なダイエットをした後で、しばしば過食症（過食依存症、甘い物依存症）になってしまうのか？　がおわかりになると思います。

哀れなネズミたちを甘い物依存症にするための上記の実験操作とほとんど同じ事を自分で自分にしていることになるからです。

人間もネズミと同じように、絶食と過食を繰り返していると、どうしても脳内の『報酬回路』の過剰使用が生じてしまい、繰り返せば繰り返すほどに『報酬回路』が狂ってしまい、どうしても食行動に

対する『病的嗜癖・依存症』になってしまうのです。

そりゃ「食べないダイエットは体に悪い」程度のことは知っていました。

でも絶食と過食を繰り返すことで、脳がこんなことになるなんて知ってた人いますか？

私はどんなことでも調べて納得してから実行するタイプですが、こんなことは初耳でした。

でも「ファスティング」という健康法も聞きます（回復食が大事とはいうけど）。

SNSでも「明日はスイーツ食べ放題だから今日は絶食！」とか書いている人もたくさんいる。

芸能人だって「食べ過ぎたら次の日は何も食べないで調節してる」って言っている人がいた。でも、みんながみんな過食症になっているとは思えない…なぜ？

　▶過食依存症（過食症）の人たちの中には、アルコール依存症の家族歴がある人（父親がアルコール依存症だったなど）が少なくない印象です。
　こうした人たちは、もともと遺伝子的・体質的にアルコール依存症になりやすい、生まれつき『報酬回路』に脆弱性がある可能性が高いと考えるべきであって、無理なダイエットや過食に対しては人一倍気をつけていなくてはいけないのでしょう。

もう過食を経験してしまっているから後の祭りだけど、そうだったんだ。誰かがやってる、みんなやってる、だから私も大丈夫……じゃなかった。

遺伝を否定したいところだけど、実際に私はここに書かれてあるとおりの流れで過食になった。

ということは、私は過食になりやすい遺伝子と体質だ

ったんだから、人一倍気をつけなきゃいけなかったこと
になる。もう遅いけど。

　最後、分かりやすくまとめてくださっているところを
引用します。

　　▶糖分や脂肪分の多く含まれる「お菓子」などカロ
　リーの高い食べ物を制限して体重を減らそうと努力
　する若い女性は多いでしょう。
　　中には極端に食事制限をして短期間に激やせする
　人もいます。こうした『ダイエット』をする若い女
　性は、誰も過食依存症になろうと思ってそうしてい
　る人などいないでしょう。
　　しかし、多くの人の自制心には限界がありますか
　ら、ダイエットをして好きなものを我慢している時
　と、我慢ができなくてたくさん食べてしまう時を繰
　り返してしまう人がけっこういます。
　　もともと性格的に衝動性が高かったり自制心が弱
　かったりする人はなおさらです。
　　ところが、このようにして高カロリーの嗜好食品
　を著しく制限する時と、我慢できなくて無茶食いし
　てしまう時とを交互に繰り返すことは、脳の中の
　『報酬回路』を過剰に刺激することによって、過食
　依存症への道まっしぐらではあるのです。

　　▶食べ物の中でも特に嗜好性の強い『お菓子』のよ
　うなものは、糖分や脂肪分が多く含まれていて、高
　カロリーであり、その分だけ脳内の『報酬回路』を
　強く刺激するところがあります。
　　そこに加えて、これを食べるタイミングを『間欠
　的で過剰』にすると、『報酬回路』の過剰刺激がさら
　に強まり、依存症とほとんど同じメカニズムで依存

と習慣性が形成されていくわけです。

引用しながらの感想はこれで終わりです。
ここまでの企画記事で、私が過食を習慣化するまでの流れはしっかり書きました。
その私がこれを読んだときの気持ち、ショックの大きさ、お分かりいただけるでしょうか。

「取り返しのつかない大変なことを、全く意図せずやってしまっていた。
もう私の脳には過食の報酬回路ができている。
まだ1～2年という比較的短い期間なのに、報酬回路不全症候群にもなっている自覚がある」

2-E. 過食は私を助けるために 起きたのかも

過食は私を助けるために起きた。
この一文を見て、どう思われますか？
スッと理解できる人もいると思います。
でも、当時の私はこんな一文を見かけたら「絶対に違う！」と反発していたと思います。
なぜなら、過食を心から恨み、過食に悩まされ、過食さえなければカロリーコントロールもうまくいくのにと、全ての責任を過食だけに押し付けていたからです。
最初はハイペースでダイエットできたのに、過食が起きてからうまくいかなくなった。
過食さえなければ、またちゃんとやせられるのに。過食さえなければ、カロリーコントロールできるのに。
シンプルに言っても遠回しに言っても、私はお腹がすいていたんですね。

180 第3章 ダイエットから過食へのドア、そして私が戻れた理由

ずっとずっとずっとお腹がすいていた。

61kgから48kgに落とした2013年夏から12月、基本的に何も食べてないから。

でも私はとても意志が強くて頑固で、そして自分が大嫌いで早く死ねばいいと思っていた。

こんな私が家計を使って何かを食べる資格なんてないから、空腹で当然だと思っていました。

どれだけ体が空腹を訴えても、頭でそれを抑え込みました。今までの人生、逆境であれ壁であれ人間関係すらも、努力や工夫や計算で乗り切ってきたんだから、食欲を我慢するなんて大したことない。

あのときの私に、誰がどんな言葉をかけたら食事をしたでしょうか。

きっと……というか絶対、誰がどんな言葉をかけても私は（自主的な）食事はしなかったと思います。

だから過食が起きた。過食は私を助けるために起きた。

私としては、不本意で情けなくて自分の意志の弱さを責めたけど、カロリーも栄養も摂ることができた。

問題はその後。

脳のメカニズムのとおりに、過食が習慣化していきました。つまり、拒食や絶食からの過食を繰り返すことで、脳に報酬回路ができてしまった。

過食は私を助けるために起きた。

じゃあ、私は誰を何を憎めばいいか。

ここまでの流れを読めば、その犯人は何度も何度も登場しているので分かると思います。

過食が私を助けに来なければならなかった原因……。

私が憎むべき相手は、拒食行為です。思い返せば、過食が起きる前には必ず拒食行為があった。

つい「過食を帳消しにするための拒食」と思いがちだけど、実は違った。拒食があるから、過食が起きた。

自ら、過食が起きなければならない状態にしていた。

これはあくまでも私の場合です。私は基礎代謝以下の摂取内容を続けると過食衝動が来ました。

当時「以前は200kcalとか極端な食事制限をしてたけど今は900kcalは摂取してるから大丈夫」と心から思っていたので、900kcalという数値がトラウマになったほどです。私は犯人だと思っていた過食に助けられていた。

仲間だと信じていた拒食が実は犯人だった。

これからは拒食に気をつけよう。

なんかサスペンスみたいな書き方ですけど、ホントこんな感じに気づかされていったんです。

今この文章を打ちながら「いやそりゃ拒食が過食を呼んだに決まってるでしょ」って思うんですけどね、どうして当時は気づけなかったんだろう。

早起きしたいとき、いきなり早朝に目覚ましを鳴らしても起きられないし、昼間に眠気がやってくる。

早起きしたいなら、まずは早く寝ることから始めるのが正しい第一歩。これなら分かるのに。

減量は単純なのに簡単じゃない理由は、こんなところにあるのかもしれません。

2-F. 理解できないことは 「信じる」で流されがち

私は「信じる」という言葉が苦手です。

どう苦手なのか伝えるために、いくつか例を挙げてみます。

❶脅迫

親「どう？ 勉強頑張ってる？」

子「う…うん。まぁまぁ。」

親「…信じてるからね！」

182 第3章 ダイエットから過食へのドア、そして私が戻れた理由

❷勝手な期待と一方的な落胆

「今日なんの日か忘れてたの？」

「ごめん…」

「何も買ってこないなんてひどい！　優しい人だって信じてたのに！」

❸理解してない

　ダイエッター「やせたいです！」

　減量先生「(きちんと説明)というわけで、7200kcalで1kg体重が減るわけです」

　ダイエッター「とりあえず信じてやってみます！」

❹責任転嫁（丸投げ）

「今日は一日トータルで500kcalに抑えられた～！　しかも6時間ぐらいウォーキングできた！」

「ちょっとカロリー差がありすぎるけど、私は意志が強いから過食しないって信じてる！」

❺神頼み

「昨日も一昨日もかなり食べた。でもその後に運動した。長風呂も頑張った。だからお願い！　体重が増えませんように！　前にもこんなことあったけど運動と長風呂で維持できたから信じてる！」

　私が苦手な「信じる」の使用例は、以上です。

　そもそも、私がこの「信じる」という言葉が苦手になったのは小学生の頃です。

　当時『日本昔ばなし』というアニメをやってまして、そこで「人柱（ひとばしら）」というものを知ります。

　道徳の教科書に載っていた話が先かもしれませんが、とにかく小学生の頃です。

　これは、川の水が氾濫しないように、村人を生きたまま橋の根元に縛り付けるというものです。

　生贄というか神への捧げ物というか、ちょっと言葉は分かりませんけど。

183

現代の私から見ると、これは蛮行としか思えない。

　当時の人を批判しているわけじゃないんです。

　そのときそのときでみんな必死に生きているんですから。でも「治水技術がなかったから神頼みになって蛮行に及んだ」という歴史は繰り返してはいけない。

　この手のエピソードは他の分野でもよくあります。

　天動説が常識とされている中で地動説を説いて……とか有名ですよね。

　ダイエットや摂食障害の本で、いきなり「人柱」って何の話だと思われるかもしれません。

　つまり、人は理解できないことを理解しようとするより、不思議現象とか神の怒りということにしておいたほうがラクだから「信じる」に流されやすいということなんです。

　普通っぽく書くと「よく分からないことはミラクル☆ってことにしておこう」になりがちなんです。

2-G.体重はカロリーだ！

　なぜやせるのか、なぜ太るのか、それは脂肪なのか水分なのか。この本やブログで手を替え品を替え説明しているので、ここでは細かく書きません。

　でも、実は一言で表せます。

　「体重はカロリーだ！」

※体重はカロリー（以外の影響を受けないこと）。体重を減らすには、カロリーを減らすだけで十分です。カロリー以外の食べる時刻や食品の種類などは気にしなくても構いません。

　私がバイブルとしている乾医師のブログタイトルです。

　この知識は本当に本当に本当に伝わりにくいんです。

　それはダイエッターさんのブログやツイートを見れば分かります。

184　第3章　ダイエットから過食へのドア、そして私が戻れた理由

「昨日から200グラム謎の増量……調整失敗です……」

「アイスを食べてしまいました〜！　しかもこんな時間に！」

「きちんと3食がやせるって分かってるんですけどね。欠食しちゃやせませんよね」

「体脂肪率がやばーい！　運動できてないのが原因です……反省！」

「お米なら大丈夫なんですけど、パンは太っちゃうから食べられないんですよー（泣）」

　自分の自制心を信じて、極端な食事制限や過活動でカロリーを減らす。

　体重計に表示される数値を信じて、水分を控えたり長風呂で脱水行為をする。

　チートという言葉を信じて、計画的に過食する。

　信じることの怖さが本領を発揮するのは、裏切られたときです。

　自制心を信じていたのに、過食してしまった。

　水分を減らして食べる物も減らしているのに、体重が増えた。

　計画的に過食していたはずなのに、止まらなくなった。

　前述した例を並べてみましょう。

❶脅迫

❷勝手な期待と一方的な落胆

❸理解してない

❹責任転嫁（丸投げ）

❺神頼み

　これらの「信じる」を減量に持ち込むことで、減量は格段に難しくなると思っています。

「やせたいなら食うな！」系の過激な言葉をリツイートして「私ならできる！」みたいに自分を脅迫。

　過食の予約行為（絶食や過活動など）をしてるから過

185

食するのは明白なのに、過食した自分に対して「私はなんて意志が弱いんだろう」と落胆する。

〇kgやせましたと書かれてある内容に「とりあえず信じてやってみる」と飛びつき、「やっぱりやせないじゃん！」と責任を丸投げ。

最後は体重計に祈りを捧げて、数百グラムでも増えていたら「謎の大増量」で自暴自棄になったという理由付けで過食スイッチを押すことを許す。

「自分を信じて」頑張った結果が「自分に裏切られて過食スイッチ押す」という過食あるある。

頑張った内容は過食の予約なのに、過食しないはずと責任を未来の自分に丸投げ。

後悔はするけど過食の原因に目を向けず、自分の意志が弱いと責任転嫁。

ろくに反省も検討もしていないから、また過食の帳消し行為として過食の予約……。

自分の意志や根性なんて信じるもんじゃない。

まずは「自分は食欲や過食に対して弱い」と認め、むやみに闘わないで済む方法を考える。

過食を呼ぶような食事制限や運動をしない。

ガマンしすぎて間欠的過剰にならないよう、適度に摂取する。

なぜ過食したときに自分を責めるのか。

前述しましたが、人は理解できないことを理解しようと努力するより、不思議現象とか神の怒りということにしておいたほうがラクだから「信じる」に流されやすい。

この場合もそうで、過食が起きた原因に目を向けて工夫するより、意志とか根性が原因だとしておいたほうがラクだからそう思いやすいんです。

基礎代謝以下の食事や、糖質と脂質を同時に制限することや、何十キロも歩く過活動が、過食の原因だとうっ

すら分かっているし、知識としても知っている、

　でも「早く」やせたいという焦る気持ちを抑えられない。正しい方法を地道に続けるのはつらいから「ストイックに努力するふう」にしたい。

　これは悲しいかな、止めようのない気持ちの流れなのかもしれません。

2-H. やせない理由は
　　　　意志の弱さじゃありません

　過食から減量に話を戻しても同じです。
「やせられないのは意志が弱いから」というのは違いますからね。

　やせられないのは「消費カロリー＞摂取カロリーになってないから」です。

　そこに、意志とか根性論を持ち込むからややこしくなる。太った人をやせさせるテレビ番組でも、その心理を利用しています。

　わざとキツい運動をさせて、弱音を吐かせるように仕向ける。

　スタジオのタレントや視聴者が「だからデブなんだよ！」と憤る流れにすることで視聴率が上がる。

　太ってるだけで人格まで否定するのはおかしいですよね。太ったのは「消費カロリー＜摂取カロリーだったから」です。それだけ。
「体重はカロリー以外の影響を受けない」という正しい知識があれば、減量は健やかになります。

　禁止食材もなく、ライフスタイルに合わせた時間に食べて良く、運動が嫌いならする必要もない。

　カロリー収支から予測される体重をグラフで見れば、体重計の数値は一時的なものだと分かる。

タンパク質を必要量以上に食べて減量すれば、運動をしなくても体脂肪率は減る。

減量は「単純」だけど「簡単」じゃないのは続けるのが難しいから。

だから、自分なりの続けられる方法とペース（過食にならない食べ方とペース）を探す。

そして、メンタルは置いておいて正しいと思うことを淡々と続ける。

ここ、正しいと「信じることを」じゃないんです。

正しいと「思うことを・分かっていることを・知っていることを」淡々と続ける。

だから「カロリー貯金を信じてついてきてください！」というスタンスではありません。

「私は自分が正しいと思うこの方法でやせることができています」という発信だけです。

偶然それを見た人のお役に立てたらいいな……ぐらいの気持です。

最後に、私が好きな「信じる」の形を書かせてください。それは**「人事を尽くして天命を待つ」**ということです。これをホネホネ式カロリー貯金になぞらえるとこうなります。

「消費カロリー＞摂取カロリーの差7200kcalで1kgやせる。ただし体重は遅れてついてくる」

2-1.過食の治療にもつながった　　　カロリー貯金

私は少なくとも2016年3月から過食をしていません。

完治したとか卒業したとか全く思えませんし書きませんが、1年半以上過食していないのは事実です。

今まで何度も聞かれたこと。

「どうやって過食を治したんですか?」

このとおりの言葉ではあまり聞かれませんが、意訳するとこうなります。みんな、私が過食を治した方法を知りたいんだなぁと。どうやったら過食が止まるか知りたいんだなぁと。今まで絶対に書かなかったこと、これからも書かないこと。

それを、今ここで一回だけ書かせてください。

私は、カロリー貯金で過食を治しました。

そもそも私は摂食障害だと診断されたことがないので、治すって言葉も違いますよね。

それに「治った」と書いてしまうと、油断というか慢心が過食を呼ぶのも分かってます。

手前味噌ですが、カロリー貯金をお小遣い帳アプリに入力したもの(11月下旬までのデータ)

※上段が消費カロリーで、下段が摂取カロリー

これを見ると、現実に引き戻されるといいますか、冷静になれるんです。

「大丈夫! 3000kcal でも 5000kcal でも美味しいと思って食べれば太らない☆」でもなく。

「あぁぁぁ! 消費＜摂取になってしまったからもうダメな日だ過食しよぉぉ!」でもなく。

ポジティブでもネガティブでもなく、現実を現実として確認できるんです。

SUN	MON	TUE	WED	THU	FRI	SAT
			1 1486 1111	2 1594 1155	3 1595 1139	4 1746 1420
5 1535 1149	6 1540 1108	7 1730 1124	8 1573 1147	9 1539 1170	10 1587 1122	11 1608 1129
12 1635 2200	13 1564 1187	14 1634 1131	15 1613 2300	16 1541 1060	17 1805 1148	18 1599 1105
19 1646 1185	20 1571 1165	21 1550 1169	22 1533 1119	23 1561 1294	24 1568 2000	25 1646 1237
26 1581 1305	27 1615 1102	28 1579 1598	29 1456 1138	30 1677 1191		

11 2017

前月繰入金額	21657
収入	47907
支出	38408
収支差額	9499
累計残高	31156

次に、これは私のカロリー貯金グラフです。

※実線が実際の体重で、点線がカロリー貯金体重（カロリー収支から予想される体重）。

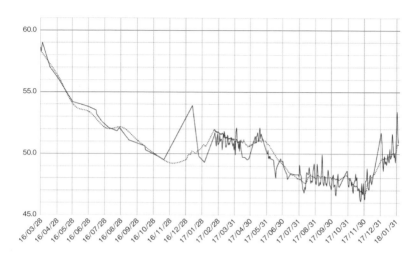

本当に手前味噌ですけどね、これを見ていると心が落ち着くんです。

体重はカロリー収支どおりにしか増減しないということが、一目で分かるから。頭では分かっていても、心が駄々をこねているようなときってありますよね。

何が正しいか、どうすればいいかなんて分かってる……けど「でもでもだって」が止まらないとき。

そんなときに正論ぶちかまされても響きません。

余計に反発してしまうかもしれない。

だけど、**データには感情がない。慰めるでもなく、責めるでもなく、淡々と現実を見せてくれる。**

気持ちの浮き沈みを食行動につなげない。

これが難しいとき、データを眺めることでどれほど冷静になれたか。わが子を褒めるようで気が引けますけど、カロリー貯金には本当に助けられました。

これらは「過食を克服した先輩」でも「摂食障害アド

バイザー」でもなく、同じく過食に苦しめられている者として書いたことです。

2016年3月から過食をしていなくても、今もなお苦しんでいます。ウソではありません。だって、2年前の過食を昨日のことのように思い出せるんですよ。

過食スイッチを押すことを自分に許した瞬間の、脳がパッと目覚めるような感覚。高揚感と罪悪感が混じりながら、カゴに食材を入れていくときのワクワク感。

帰宅して、迷いを振り払うように焦りながら過食の準備を整えているとき。

いつもはガマンしているものを食べたときの、心臓が波打って体が熱くなって、そして美味しくて美味しくて涙が出そうなぐらい美味しい幸せの時間。

もう満腹なのに「これを食べ切らないと明日も過食してしまうかもしれない」という義務感から、美味しいと感じなくなっても食べ続ける時間。

食べ終わった後の骨や皮膚がきしむような痛み。

次の日は手が握れないほどのむくみ。

レシートの金額。

家族との食事は断るのに、一人で過食してしまうという矛盾に対する罪悪感。そして希死念慮。

これが、この過食が、私の安心の杖だったのか。「いきなりなくそうと思わずうまく付き合いながら」という存在だったのか。

違う。私は過食したくなかった。

どうしても過食をやめたかった。

今までの人生、意志や根性や計算や努力で何ともならないことなんてなかった。でも、過食だけはどんなに頑張っても勝てなかった。

それが、カロリー貯金を始めてから過食をせずに済んでいる。あの当時みたいなストイックさや多種多様なル

191

ールはないけど、データがある。

　最初は恐る恐る始めたカロリー貯金で、ノートにひっそり書いていただけだった。

　安定してきてもまだ過食の記憶は鮮明で、ブログを再開するときも恐る恐るだった。

　なんなら、今でも過食はすぐ近くにあるような気がする。でも、なんとか自分のペースで「過食をせずにやせて」いられている。

　あの頃の、渦中の私に手紙を書くように、伝えたい言葉があります。

　……とても差し出がましいことを言いますが、過食をやめてみませんか。

　安心の杖を、心の支えを、過食からカロリー貯金に持ち替えてみませんか。

　やせていたいならやせを手放す必要はありません。

　絶食や過活動などの帳消し行為もしなくて大丈夫です。

　納得できてからで構わないから、カロリー貯金を始めてみませんか。

　あの頃の私がこの手紙を受け取ったとして、何を思うんでしょうね。

　なんたって私はアドバイスされるのが嫌いだからなぁ。「はいはい正論乙」ってスルーしてもいいけど、捨てずにどっか引っかかってもらえたらいいかな。

3.私の過食対策(現時点での)

3-A.負の理由付けにつながる
　　メンタルは置いておく

　まず、このページに出てくる言葉について説明しておきます。

理由付け……アルコール依存症の人がお酒を飲むために「飲むことを正当化できる理由」を探すこと。

　過食でも同じことがいえ、過食を正当化できる理由を探し、なければ自分でつくります。

過食スイッチ……これが入ると過食してしまう悪魔のスイッチ。

　……といわれていますが、そんなスイッチは体に付いていません。「過食スイッチが入った(「押した」ではなく)」と言い、過食することを許します。

　ずいぶんと耳の痛いことを冒頭から書いてますが、あくまでも私の場合です。

　ついでにもっと耳の痛いことを書きます。

　なぜ私は過食するのか。

　「気持ちいい(美味しい)から」

　これに尽きます。減量は単純です。

　消費カロリー＞摂取カロリーの差を7200kcalにすれば体重が1kg減るから。

　でも単純だけど簡単じゃない。

　なぜ簡単じゃないか?

　続けることが難しいから。

　では、この単純な減量を続けられない理由は何なの

か。それが私の場合は「過食」でした。

　正確に言うと、過食を許すための理由付けが減量をややこしくしていました。

　この本をここまでお読みくださったならお分かりのとおり、私は理屈っぽいです。逆に言えば、自分が納得できる理屈さえあれば、過食を許すことができます。

　ちょっと例を挙げてみます。

　2014〜2015年の黒歴史期。

　生理が止まってしまった（泣）。過食してでも体重を戻す必要がある！

　2017年のカロリー貯金期。

　夏休みの最中ぽっかりできた自分一人の大切な時間。

　今日はハーゲンダッツを2個食べるというご褒美を自分にあげるんだ。

　帰宅したらアイスがドロドロに溶けてて大惨事！

　やり直したい！　またハーゲンダッツを買ってきて全てをやり直したい！

　黒歴史期はそのまま過食の海へダイブ。

　カロリー貯金期はTwitterで醜態をさらし、自分を客観視し過食回避。

　これはほんの一例です。

　しかもライトな案件を選びました。

　これだけライトだと「過食しなくてもいいんじゃないか」とすぐ分かります。

　そのとおり、別に過食しなくてもいいんです。

　実に、分かりやすい。

　ただ、私というのは恐ろしい人間で「ツッコめない雰囲気」を出すことにも長けています。

　具体的なシチュエーションは書きませんが……。

　「私は母として妻として娘として姉としてそして人として最低だ」

「やせ願望という身勝手な理由で大切な場を乱してしまった」

「私がバカみたいに数百グラムの体重にこだわったせいで……」

「何をしてるんだろう！　本当に守るべきものは何なんだろう！」

　あらためて文字にしてみるとJ-POPの歌詞か中二病のようで恥ずかしくてたまりませんが。

　こういうふうに、過食するためにメンタルが病んだふうにもっていくといいですか。

「他人の評価を気にしてばかりの自己評価が低い私がやせ願望をこじらせた感」を演出することができるんです。

　摂食障害のテンプレを自分の過食に利用しているのが思いっきり透けて見えるんです。

　だけど、この思考にググーッとハマって耽っている最中には気づかないんです。

　だってその先には気持ちいい過食が待っているから。

　過食という気持ちいいゴールに到達するために、責められないで済む道をつくっているから。

　この「責められないで済む道」こそが理由付けであり、私の減量をややこしくしていました。

　だから、それをしないことが私の過食治療？　の肝だと思ったんです。

　メンタルは置いておく。

　過食に向かうための思考にググーッとハマって耽ってきたら……

「……置いといて」

　と頭の中で言うことにしました。

「あぁ～私はなんてダメな人間なんだ！　身勝手なやせ願望で周りを～～～！　……置いといて」

　ふざけてないですよ。本当にやってますからね。

頭の中だけですけどね。

あくまでも私の場合、過食にメンタルは関係なかったんです。関係ないどころか、過食するためにメンタルを利用していたんです。

だから「過食にメンタルは関係ない」と認めるところが第一歩。

そして、それでもメンタルを悪用しようとしかけたら「……**置いといて**」

これが、私が今のところ過食から遠ざかっている一番の秘訣です。ただ、これは脳を含めた体が正常であることを前提としています。

私の場合は、基礎代謝以上の摂取・タンパク質量を確保・主食を抜かないですよね。合わせるとこうなります。メンタルは置いておいて、正しいと思うことを淡々と。

3-B.基礎代謝以上は食べ、
　　維持期を設ける

私が、過食せずに運動せずに体脂肪率を減らしながら減量するマイルール。

❶消費カロリー＞摂取カロリー

❷基礎代謝分は摂取する

❸タンパク質を必要量以上に摂る

❹炭水化物を断たない

ここでは、この「❷基礎代謝分は摂取する」について、深く掘り下げたいと思います。

第1章でも書きましたが、それは「私の場合は過食になるから」という理由でした。

今回はそこから踏み込んだ内容になります。

そしてこのページは第1章「6-H.カロ貯で病気の早期

発見も可能？」をお読みになっているという前提で書い
てありますので、まだご覧になっていない場合はそちら
をまず先にお読みください。

「食べてないのにやせない」という嘆きはよく耳にしま
す。たいていは食事以外のつまみ食いをノーカウントに
していたり、ナッツや豆乳など体に良さそうなもののカ
ロリーを低く見積もっていることが原因です。

　ですが、ここでは「常識的に考えられる消費カロリー
より摂取カロリーをかなり低く抑えているのにやせな
い」という意味での「食べてないのにやせない」につい
て考えてみます。どうでしょうか？

　そんな恐ろしい可能性があったら、おちおちカロリー
貯金なんてやってらんないですよね。

　……。

　ある。

　……とは言い切れないものの、完全には否定できな
い。というのが、私の考えです。

　そこで私は対策を立てました。

　いわゆる「省エネ体質」にならないための対策です。

基礎代謝以上は摂取する

　基礎代謝というのはよくできています。

　私が人体実験（とは思っていなかった拒食期）を経
て、心からそう思っています。

「基礎代謝＝その人が寝たきり状態でも消費しているカ
ロリー」

　この意味をよーくよーく考えてみました。

●室温が10度でも体温を36度前後に保っている。

●心臓を動かして血液を体に送っている。

●脳でいろいろなことを判断している。

●髪・肌・爪など新陳代謝をしている。

●その他、消化したりいろいろな活動を行っている。

　これら最低限の活動を行うためのカロリーが基礎代謝。

　基礎代謝を下回る食事制限を続けた場合、これらが行えなくなる前に、体は工夫します。

　それが、過食衝動であり、消費エネルギーを勝手に抑える省エネ活動だと私は思っています。

　この「前に」が重要なんです。

「生理なんていらない！」

「髪や肌や爪が傷んでもいい！」

「健康じゃなくていい！」

「……だから早くやせたい!!!」

　という願いが届く前に、体は必死に懸命に私を守ろうとしてくれるわけです。

　抗えないほどの強い過食欲求を起こして栄養補給をさせてくれる。

　消費エネルギーを抑えて少ないカロリーでも活動できるようにしてくれる。

　人類の歴史は餓えの歴史です。

　人体は餓えに強くできています。

　では、餓死してしまうのはどうしてか。

　過食衝動が来ても食べる物がない（あっても食べない）から。

　省エネ体質になる人もいるし、ならない人もいる。

　省エネ率（？）にも個人差がある。

　餓死というような極端な話ではなく、例えば一般的な計算で消費カロリーが1800〜2000kcalはあるはずの人が「摂取1200kcalを何カ月も厳守しているのに体重が変わらない」という程度のことは考えられそうだと思いませんか。

　私は考えられると思っています。

この場合、2つの可能性が考えられます。
●もとから消費カロリーが低いタイプだった。
●基礎代謝を下回るような（もしくは消費カロリー＞摂取カロリーの差が大きい）状態を続けた結果、省エネ体質になってしまった。

維持期をつくる

次に、維持期についてです。

基礎代謝以上〜消費カロリー未満の摂取でやせるが基本。

減量期とは、なるべく基礎代謝に近く摂取してカロリー貯金を増やす時期。

※ただし、消費と摂取のカロリー差がありすぎると過食衝動につながる場合もあるので注意が必要。

そして維持期とは、消費カロリー近くまで摂取してカロリー収支がゼロになることを許す時期。

つまり、消費カロリーが1800kcalなら、摂取平均も1800kcalになるように食べるということです。

なぜこんなことをするかというと、理由はいくつかあります。

●本当に計算どおり消費されているか確認するため
●体をその体重に慣らすため
●減量が終われば維持期になるのでその練習
●1カ月くらい維持期をつくって少し自由に食べることでメンタルが安定する

体重が維持されていれば、その摂取カロリーが現在の消費カロリーだと分かります。

※維持期をつくらなくてもカロリー貯金グラフを使えば減量しながら消費カロリーが分かります

そして、生きていく最低限のカロリーではなく、その体重を維持できるカロリーが入ってくれば体も「喜びま

す」「安心します」みたいなファンタジーな書き方にしておきます。

消費カロリーギリギリまで摂取できるとなれば、摂れる栄養素も増えます。タンパク質でも脂質でも糖質でも。

よく「やせるのは簡単だけど難しいのは維持」なんて聞きますが、維持のほうがラクです。

やせる原理（摂取＞消費のカロリー差7200kcalで体重1kg減）を理解して減量していれば、維持は消費と摂取を釣り合わせるだけだと分かります。

「なんか分かんないけどコレ飲んでたらミラクルでやせちゃった☆」だと、それをやめた後に維持する方法が分からないという意味なら……納得しますが。

2カ月で2kgというようなかわいい減量なら維持期は不要かもしれませんが、数十kgや何年単位での減量の場合、この維持期がすごく助けになります。

「ダイエットを休憩します」と言って好き放題食べるのとは違います。

あくまでも、消費カロリーくらいまで食べるカロリーを許す時期ということです。

日帰りのハイキングなら寝袋は不要です。

でも、標高の高い山を何日もかけて縦走するようなコースなら「どこで寝るか」を考えます。

減量も、長期にわたる場合は体や気持ちを休ませる期間を設けたほうがよいと考えました。

3-C.「飯テロ」画像は
とにかくスルー

「飯テロ」なんて言葉がありますが、確かに目からの刺激は強烈です。

いわゆる飯テロ、夜中のタイムラインにラーメンの写

真をアップするようなものは代表格ですが、それ以外の食べ物写真も見ないに越したことはないです。

特に危ないのが、以下のサイト。

❶コンビニの新商品を紹介している
❷食パンや白飯などの簡単アレンジレシピが載っている
❸過食したものの写真を貼っている

これらは本当に減量中に見ないほうがいいと思います。

❶について

コンビニの新商品を知れば、食欲だけじゃなく好奇心まで湧いてしまいます。すると「お腹がすいた」以外に食べる理由ができてしまいます。

しかも、レンジアップしたり、冷凍したり、トーストしたり、食べ方の工夫まで加わります。

知らなければわざわざコンビニへ行かなくて済みます。

❷について

コンビニ商品のアレンジも危険ですが、食パンや白飯など家に普通にある食材のアレンジレシピが危険です。

このパターンで食パン1斤を食べきったり、どんぶり飯をお代わりしたことが何度もあります。

普通のレシピは大丈夫なのですが、炭水化物の簡単アレンジ系は本当に危険です。

❸について

これはもう分かる人は説明しなくても分かるし、見たことがない人には説明しても分からないと思います。

決してキレイに撮った写真じゃないし、調理法もえげつないし、鍋のまま食べてたりするけど、それが脳内に何かを訴えるんですよね。

201

私はこれで過食スイッチが入るというパターンがありました。減量中は、ただでさえ頭の中が食べ物でいっぱいになりがちです。

　「何を・いつ・どうやって、食べるか」これに命を懸けるようになります。

　大げさじゃなく、本当に命懸けぐらい真剣に考えます。

　だから、誰かに食の予定を変えられることが苦痛になってきます。

　結果、家族や友人の誘いを断ることが増え、独りで食べることを好むようになります。

　でも客観的に見て、これはよい状態じゃないですよね。

　だから、なるべく食べ物のことは考えないほうが良いと思うんです。

　よく目にする「摂食障害を治すには趣味をつくれ」というようなムチャぶりではなく、具体的に「**とりあえず、食べ物のことを考える機会を減らす＝食べ物の写真を見ない**」ということです。

※なぜ「摂食障害を治すには趣味をつくれ」がムチャぶりかというと、過食と拒食のループで脳の報酬回路を刺激しすぎて「報酬回路不全症候群（脳が何に対しても気持ちいいと感じなくなってしまう）」になってる可能性が高いからです。

3-D.消費＜摂取になったときこそ　　 カロ貯を思い出せ

　基礎代謝以上～消費カロリー未満の摂取でやせるが基本。なのに、消費カロリー＜摂取カロリーになってしまった。そんなときもありますよね。

　では、どれだけ太るか見てみましょう。

摂取カロリー：2200kcal
消費カロリー：1600kcal

カロリー貯金：△600kcal
600kcal分、消費カロリー＜摂取カロリーに
なってしまっています。
600kcal÷7200kcal＝0.083kg

あら大変。

83gも太ってしまいましたー。

たいへんたいへん。

という感じで心を落ち着けています。

ただし、83gでも10日続けば830gです。

30日続けば2490g……約2.5kg増えてしまいますから。

「美味しいと思って食べれば太らない☆」でも「水を飲んでも太る！」でもなく。

ポジティブでもネガティブでもなく。

正しいと思うことを淡々と。

3-E.深夜過食防止としての夜快食を

　私は食事のボリュームを23時台が一番多くなるようにしています。

　もちろん日によって違いますが、午前中と午後と夕方に軽食を摂り、寝る前にしっかり食べるという配分になることが多いです。

　芸能人で「夜1快食」「夜1食」をされている方もいらっしゃいます。それは健康法？　かもしれませんが、私の目的は「カロリー管理がしやすいから」です。

　理由を少し詳しく書くと、以下のようになります。

❶腹六分×3回より満腹×1回が好きだから

❷朝と昼は減らしやすい食事だから

❸寝る直前に食べることで深夜過食を防げるから

　ここではこの中の「**減らしやすい食事**」にスポットを当てたいと思います。

私のバイブルである『メタボ氏のための体重方程式』と同じく乾医師が書かれた「体重はカロリーだ！」の「2.無理を減らす—生活環境・リズムに合わせる」から引用します

　　▶食事のカロリーを減らすときには、どの時間帯の食事でも減らすことができるし、減らした分だけ体重は減ります。
　「減らす食事」の選び方
　減らしやすい食事
　1.食事中の人目が気にならない食事は減らしやすい
　3.その食事後に元気な食事は減らしやすい
　減らす食事は2食まで？
　　3度の食事を全て減らすと、毎日の食事による満足感がなくなり、カロリーの減らし方も不確実になるので、減らす食事は1食か、多くても2食までです。

　この内容は、私の夜快食を後押ししてくれました。
　詳しくはブログ「体重はカロリーだ！」または『メタボ氏のための体重方程式』をお読みいただくとして、私の生活に当てはめて具体的に説明してみます。
　わが家は、私と夫と娘の3人家族です。
　夫と娘はタイムスケジュールがタイトなため、食事の時間が異なります。つまり、夫と娘の食事を2〜4食ずつ用意するということです。
　先に出勤する夫の起床に合わせてドリンクを用意し、朝食の調理配膳をし、夫が食べてる間に起床した娘にドリンクを用意し、朝食の調理をし、娘の配膳と夫の下膳。
　主菜を食べ終えた頃に汁物を温めて出すとか、おかずの味付けによってはご飯が最後に残るのでお茶漬けの用意をするとか、食後に冷たいデザートと希望のドリンク

を出すとか、夫や娘が食べている間はけっこう仕事があります。

そのため朝から夕方は軽く済ませ、全ての用事を終わらせてからゆっくり夜食を摂っています。

私が食べている間、娘は寝ていますし、夫とは食卓で一緒にテレビを見ています。

23時台に食事をし、0時前後に寝室へという流れです。

余裕があるときはこんな感じになります。

朝：一緒に食卓に着いてコーヒーを飲みつつ今日の占い
　　や予定について話しつつ家計簿

昼：家族はいない（娘は給食で夫は弁当）

夜20～22時：できるだけ食卓に着いて許容範囲内で食
　　べる（150～200kcal）

この夜がけっこう大事なんですね。

もちろん、日中の軽食も糖分を摂取するために大切なんですが（自制心を弱めない・タンパク質枠が節約できる）。

夜に軽く食べておくことで、夜食への飢餓感を抑えることができる。

しかしうっかり食べ過ぎてしまうと、その調整で夜食を減らすかカロリー貯金が減ることになります。

そして、朝と昼……というか**夜までのカロリーを控えておいたおかげで、イレギュラーにも対応できる。**

まぁ、昼間に外食することもありますけど、それはそれで普通に食べればいいし。

普段からカロリー貯金を貯めておくことで、急な外食でも旅行でも楽しめる。

そして、もしカロリー借金になってしまっても、落ち着いてまた返していけばいい。

こんな感じで、私は夜中にボリュームをもってくる配分が合っているようです。

家族の形も働き方も多様な現代ですから、朝ガッツリ派・社食みんなで楽しむ派・夕食家族一緒派……いろいろですよね。

　カロリー貯金の方法は「消費カロリーと摂取カロリーの差が7200kcalで体重が1kg変わる」だけですから、禁止食材もない。

　さまざまな**ライフスタイルに合わせて調整できるのも、カロリー管理の強み**だと思います。

　私が乾医師の『メタボ氏のための体重方程式』やブログ「体重はカロリーだ！」に助けられたように、この文章が偶然誰かの参考になったらいいなぁと思います。

3-F.空腹イコール「食べなきゃ」　　にあらず

　ここで「空腹」について書きたいと思います。

　まず「お腹がグーグー鳴る」ということ。

　これは（私が調べた範囲だと）胃が内容物を消化した合図です。それを「お腹が空いた」「空腹」と表現するのは正しいと思います。

　ですが、**お腹が鳴ったからといって食べ物を入れるのが正しいかどうかは別**です。

　続いて、私の減量の基礎ともいえる乾医師のブログ「体重はカロリーだ！」から引用させていただきます。

　　▶お腹が空いたとき、または、空かないようにするためには、どうすればよいか？　その1。医学的には何もしなくてもよい、ことを理解すると根っこのところで安心できる。

　　お腹が空いたときにどうするか？　という問いに、いきなり答えから始めますが、別に何もしな

206　第３章　ダイエットから過食へのドア、そして私が戻れた理由

い、が正解です。少なくとも、何もする必要はありません。

　何も食べていなくてお腹が空いても、別に倒れることはありませんから、心配要りません。

　今まで、お腹が空くと苦痛だったのは、それが失神や命の危険に結びつくのではないかという恐怖によって、（これ以上食事を減らすと体が持たない！）つらさが増幅されていた部分があると思います。

　お腹が空いても何も起こらないということがわかると、それだけでつらさが軽くなるだろうと思って今回の話をしました。

　私は、医師にこう言われると、ストンと納得できます。

3-G. 過食衝動には勝てない、　　そうならない工夫が大事

　過食衝動への対応について、よく質問を受けます。
「急に猛烈な食欲が起きてきて、どうしても我慢できないときはどうされてますか？」
「過食予防していたのに過食欲求に急に襲われてしまったときは、何を食べて食欲を鎮めていましたか（過食に至らないで済むのか）？」
　これについては、こう答えています。
「過食衝動に襲われたらガマンできませんでした」
　なんと無力な返答かと自分でも思いますが、そのとおりだから仕方ありません。
　過食衝動と闘ったら負けです。
　過食衝動と闘うのではなく、闘うような状況にならないように工夫するということ。
　そのために過食に対して謙虚になることも必要です。

「私はもう一生過食しない！」と卒業宣言をするでもなく、「今日で〇週間も過食していない♪」とカウントするでもなく、「とりあえず今日だけは過食しない」を一日ずつ積み重ねた結果が一生であればいい。

これが全てです。

私は過去に一度も過食衝動に勝（克）てていません。

そのときは過食衝動をスルーできたと思っても、数日後に負けたりもしました。

例えばスーパーで新作メロンパンが半額になってるのを見て、そのときはブランパンを代わりに食べることで過食衝動をスルーできたとします。

でも数日後「あれからずっとメロンパンが気になってソワソワしちゃうからメロンパン欲を満たそう」という理由付けから過食スイッチを押したりしました（「〇〇成仏過食スイッチ」と勝手に名付けています）。

だからこそ、過食衝動が起きる前に対策をしているということです。

「基礎代謝以上に食べる」や「あえて維持期をつくる」などもその対策の一つです。

減量ペースを犠牲にしても、過食衝動に至る前のソワソワ感の時点で対応しようと思っています。

3-H. 妖怪「カショック」という　　　ファンタジー作戦

急にファンタジーな話になりますが、聞いてください。

押し入れに住み着いた「カショック」という妖怪がいたとします。

このカショックは毎日貢ぎ物をあげていれば押し入れから出てきません。

私のカショックは、基礎代謝以上のカロリーと、必要

量以上のタンパク質と、1日1回以上の主食が貢ぎ物です。でも、他の子のカショックは宿主によって好みが違いますので、貢ぎ物も違います。

❶カショックが押し入れから出てこないで済む貢ぎ物を探ること

❷〇カ月カショックが出てこないからといって貢ぎ物をサボらないこと

❸他の家のカショックと比べないこと

　このあたりが大切になると思います。

　なお、カショックが押し入れから出てきたら過食するまで戻ってくれません。

【いつ押し入れに来たか】

　宿主が絶食・ファスティング・過度な食事制限など、空腹状態が続いていた頃。

　宿主の心の声「食べたい！」や「お腹が空いた！」を聞きつけて来た。

【なぜ来たのか】

　宿主を助ける（＝食べさせる・栄養を摂らせる）ために来た。

【カショックの姿】

　子ども（幼児〜小学生）の姿をしていることが多い。

　宿主の子どもの頃に似ていることも多い。宿主が理想とする姿をしていることもある。

【カショックの習性・変身】

　普段は押し入れでおとなしくしている。黒い影を背負っている。貢ぎ物が少なくなったりしてカショックの機嫌が悪くなると、影がカショックを覆い始める。

209

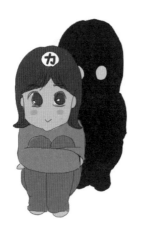

　カショックの機嫌が悪くなってくると、宿主には「独特のソワソワ感」が発生し始める。

　この時点での対応も不十分（貢ぎ物の量が少ないなど）だと、カショックは真っ黒になってしまう。

　真っ黒（目は黄色、口は赤）になると、押し入れから出てきて、宿主が過食するまで戻らない。

　過食するとカショックは押し入れに戻り普段の姿になるが、とても疲れていて、体も痛くて、泣いている。

【貢ぎ物】
　宿主が食べたものがカショックへの貢ぎ物となる。
　仏壇にお供えしたものを、結局は人が食べるのと似ている。宿主の好みが違うように、カショックの好みもそれぞれ異なる。日によって必要量や内容も違う。

【裏設定1】
　カショックは大好きな宿主を助ける（＝食べさせる・栄養を摂らせる）ためにやって来たが、宿主はそれを知らないため「食べるのをガマンしてガマンして体重を減らしているのに押し入れから黒い妖怪が出てきて過食しないと戻ってくれない」と、カショックを嫌っている。
　大好きな宿主に嫌われてしまう悲しい存在。

【裏設定2】

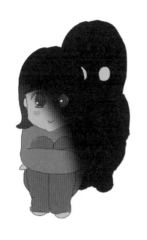

　過度なダイエットを続ける人や摂食障害になる人は、自分に優しくすることが苦手な場合も多い。そのストイックさから断食や拒食を続け、反動で過食になってしまうこともある。
　カショックというキャラに貢ぎ物を捧げるというイメージにすれば、正常な食欲を無視することが減るかもしれない。
　通常時の姿が自分の子どもの頃に似ているという設定は、幼少期の家庭環境が摂食障害に影響している場合もあり、当時の自分を愛でるというアダルトチルドレンの治療に似た効果を願った。

【カショックの捉え方】
　以上の裏設定が願いどおりに伝われば「過食＝悪」ではなく、「もともとは私を助けるために起こった現象だけど、私のカショックを真っ黒な妖怪にしちゃいけない（＝過食欲求を呼ぶような過度な食事制限はしてはいけない）」と自然に考えられるようになるかもしれない。

　過食対策をファンタジーに表現すると、こんな感じなんです。私の過食予防対策は、あくまでも私の過食衝動に対する対策です。
　例えば、基礎代謝以下の摂取カロリーを続けても過食にならない人はいます。
　だから、**自分なりの過食予防対策を探り続ける、自分**

の家にいる自分のカショックへの貢ぎ物を探るしかない
のかなと思います。

　このように私は無力ですが、少しでも過食予防対策を見つけるお手伝いができたらいいなという思いでブログやこの本を書きました。

　特に、後述する一般的な過食対策をまとめたページは、具体的な書き方を避けて汎用性を高めたつもりです。

　これは医師が作成したサイトをもとに読み解いているので、ある程度信用できる内容なんじゃないかと自負しています。自分に合った過食予防対策が見つかるよう、願っています。

3-1. 食べたら動けばいい、過活動の危険

　質問されることが多い「過活動と過食の関連性」について書いておきます。

　例えば、こういった内容。

　「ブログでも何回も言ってますね、過活動はだめ（過食の原因は）これかな、と思うのですが、どう思われますか？」

　私は「過活動はダメ」とは書いていないというか、書かないように気を付けています。

　ですが自身の経験から、本心では「過活動はダメ」だと思っています。

　それがきっと文章に出てるんだろうなぁ……と。

　なぜ書かない（書けない）か。

　それは、過活動が過食の原因になると言い切れないからです。だからこれは「私の場合」ということで聞いていただきたいのですが（いつもそうですが）。

　拒食期→過活動が過食につながらない

　過食期→過活動が過食につながる

当たり前だと思われるかもしれませんが、まず説明させてください。拒食のときは、何たって拒食ハイで万能感に満ちあふれていますから、過食なんてしません。

　でも、過食の気持ちよさ（あえてこう書きます）を味わった後の過活動は意味が違います。

　やせるための過活動ではなく、過食を帳消しにするための過活動です。

　罪悪感を消したいという意味も含みます。そして、運動すればお腹が減ります（普通のことです）。

　食欲不振の解消法として、医師が運動を勧めることからも分かります。

※空腹時に体を動かすと交感神経が……という話ではありません。

　拒食ハイでもない、むしろ**過食の罪悪感と帳消し拒食の空腹感で自制が弱まったまま運動する。**

　それはもう、**空腹感というより飢餓感に近い状態**になりそう。というのが私の見立てです。

　ですが、そう言い切れるほどの根拠が見つかっていないんですよね。

　ただ、他の人のブログやツイートを拝見しても、過活動と過食はつながっている場合が多い。

　……ような気がします。

　次に、思い出したくないぐらい心が痛む経験を書いてみます。

　過活動がピークだった頃の話です。

「自宅から7km先のサブウェイを徒歩で往復したらサンドイッチを食べていい」というルールがありました。

　これは主に2014年11月のことなんですが、月間目標が「歩くことを楽しむ☆」ですからね。

　どう考えても、食べることを許すための過活動なのに、本人は「歩くことを楽しんでいる」と自分に言い聞

かせています。

　実際はサンドイッチだけでなく、途中のコンビニでアイスを買って食べながら歩いたりしてました。

　それでも14kmも歩けばチャラ（消費＞摂取）になりますからね。

　途中のドラッグストアで菓子パンも買って食べながら歩いたりしてました。

　それでも14kmも歩けばチャラになりますからね。

　そんなときに大雨が降るわけです。

「今日は歩けない……」

　なのに通常の買い物のついでに半額の菓子パンや生菓子を買ってしまう。

「今日はカロリー消費できないのに買ってしまった。これは明日食べよう……」

　半額の商品を買った時点で、今日中に食べることは明白です。

　翌日は路面凍結で歩けないわけです。

「どうしよう……昨日は歩いてないのに今日も歩けない……」

　踏み台昇降の最長時間は覚えていませんが、夫が出勤してから娘が帰宅するまでの11時～15時くらいですかねぇ。

「良かった……なんとかチャラにできた！　雨の日は踏み台昇降をしよう！」

　そしてこの日も過食するんですねぇ。

　翌日も路面凍結は続き、土・日だから家族が家にいるんです。

「やばい……どうしよう……踏み台昇降もできない」

　いつもどおりに家事はしますけど、頭の中はパニックですよ。

　床を拭いたりするけど、こんなんじゃ消費できてる気

がしない！ という不安。

　そしてやっぱり過食しちゃうっていう。

　記録を見返したわけではないのですが、かなり鮮明に思い出せます。

　過活動の経験がない人には伝わらないかもしれませんが、運動強迫で苦しむ人にはこのつらさが伝わるのではないでしょうか。

●過食は快感で逃避行動に使えるほど気持ちいい

●過食という病的嗜癖はアルコール依存症と同じ

●お菓子やジャンクフードなどは刺激物でもある

●これらを毎日摂取すれば習慣になる

●逆に間欠的で過剰な摂取（普段はガマンして食べる時は大量）も過食の報酬回路を刺激する

　つまり**「食べたら動けばいい」は危険**だと思うんです。

　食べたカロリーを運動のカロリーで帳消しにすれば、カロリー貯金的には問題ない。

　だけど、私の経験と脳のメカニズムの話から考えると、過食になる可能性が高そう。

　ただ、私にはそれ以上言える根拠がない。

　ということで、やっぱり「過食の出口は人の数ほど違う」という終わり方になってしまうんですね。

　この本でも何度か書きましたが、人それぞれ条件や嗜好は違いすぎるし、それが当たり前なので、私はアドバイスできないということになります。

　……というと突き放したみたいですけど、そうではなくて。

「消費カロリー＞摂取カロリー」の方法やペースはいろいろですし「消費カロリー＝摂取カロリー」という選択もありますから。

　この本のどのページでも「こうすれば過食は治る！」と書けないのがもどかしい気持ちもあります。

215

でも、私も治ってないと思ってますし、これからも過食にならない食べ方を探り続けるんだと思います。

3-J. 一般的な過食対策まとめ

ここでは「病的嗜癖関連障害編・こば心療医院」に書かれてあることをもとにして、過食を予防する対策を考えてみました。

あくまでも、上記サイトに書かれてある内容を私なりにまとめただけのものです。

これを正解としているわけでもありませんし、このやり方なら治ると言っているわけでもありません。

それを踏まえてご覧ください。

ところで、この章の最初のほうで書いたことを覚えていらっしゃいますか?

●拒食や過食にハマっていく過程は驚くほど似ている

●でもそこから抜け出す方法やタイミングは人の数ほど違う

●だからハマっていくときにはたくさん仲間（同類）がいるけど、抜け出すときは孤独になる

つまり、このページに書いてある過食を予防する対策が当てはまらない人のほうが多いということになります。ただ、なるべく多くの人が参考になるように考えて書いたつもりですので、途中で「私には合わない」と思っても、できれば読んでいただければ幸いです。

また、今のタイミングでは受け入れがたいことでも、違うタイミングなら感じ方が変わることもあります。

心のどこかに留め置いていただけるだけでも作者冥利に尽きます。

❶自制心を低下させない

過食スイッチは「入る」のではなく「自分で押して」います。

過食して良い理由を探し、なければ自分でつくっているのです。

それをさせないようにするのが自制心です。

以下に挙げるものは自制心を弱めてしまう状況ですので、可能な限り避けましょう。

避けられない場合でも**「こういう状況で自制心が低下したときに過食スイッチを押して過食を許してしまいがち」と認識しておく**だけでもずいぶん違うはずです。

気持ちがネガティブにならないようにする

ダイエットでは「体重が思ったより減らない・増えている」という状況が一番のストレスだと思います。

体重計に乗る頻度を少なくしたり、体重が減っている期待をして量らないなど、体重でショックを受けないよう工夫します。

消費エネルギーと摂取カロリーの差が7200kcalで体重が1kg増減する計算です。

急な増減は水分や消化器官の内容物などです。

カロ貯グラフもぜひ使ってみてください。

「ずっとガマンしてきたものを食べてしまう」という状況を避ける

2通りの対策があります。

1つ目は、そもそもガマンをしすぎないこと。

拒食用語でいうところの「禁止食材・許可食材」をつくらない。誰かと分けたり、冷凍したり、百均の小さい物を買ったり、やり方は人それぞれですが可能な範囲で食べるようにします。

あえて食べる必要もありませんが、必要以上に「〇〇は一生食べない！」などという禁止事項をつくらないほうが好ましいです。

　2つ目は、ついうっかり食べてしまう状況を作らないこと。キッチンでつまみ食いする傾向があるなら、リビングで座って食べることを心がける。

　家族の残りを食べてしまうなら、割高でも小分けになっている商品を買うなど「つい食べてしまうシチュエーション」を思い出して対策しておきます。

目（など）からの直接的な刺激を避ける

　グルメ番組や過食動画などを自主的に見ないようにする。外食の場合は食べ放題形式の店を希望しない。

　駅から家までの道でも、飲食店やコンビニなどの誘惑が少ない道にする（安全にも配慮を）。

自制心を疲労しすぎない

　自制心（脳）の栄養である糖分を断たないことも疲労しない方法の一つです。

　血糖値が下がると自制心も弱まるため、加糖の飲み物を少しずつ飲むなど工夫しましょう。

※「糖質制限」とは糖質を断つ代わりに脂質でカロリーを補う方法です。糖質を断ちながらカロリーまで抑えるのは拒食の類になります。

　また、日中に対人関係や業務でガマンを続けて夜に過食してしまう場合、朝と昼の食事量を減らして夜に多く食べるというのも効果的です。

アルコールや自制心を弱める薬に注意する

　アルコールが過食の原因なら、しばらくは飲まないようにしたり、量を加減したりしてみる。

　処方薬の場合は医師に過食の一因になっていることを

相談してみる。

❷過食の報酬回路を刺激しないようにする

　食事を、気持ちいいと感じるためやイヤなことからの逃避に使わないという意味です。

　こう書かれると当たり前のことですし、ちょっとカチンときたりするかもしれません。

　以下は報酬回路をつくったり刺激したりする行為です。

　これらをしないように注意します。

甘い物・味覚刺激の強い物・ジャンクフードの食べ方に気をつける

　これら「美味しい物」は報酬回路を刺激してドーパミンを放出させてしまいます。

　毎日（習慣的に）食べたり、逆に好物なのに一切食べないようにしたり、普通の食事をせずにこれら（お菓子や菓子パンなど好きな物）だけを食べたりしないように気を付けてください。

　間欠的で過剰（普段はガマンして大量に食べる）な摂取にならないようにすることが大切です。

絶食や拒食をしない

　ネズミの実験で書かれていたように、長いガマンの後に美味しい物を食べると報酬回路を刺激してしまいます。過食してしまっても、それを絶食や拒食で帳消しにしようとしないことが重要です。

　絶食や拒食は過食を予約している行為だということを強く意識しましょう。

219

❸自分は自分

　過食症になりやすいかどうかは、遺伝や生育環境にも左右されます。

　同じ親から生まれ同じ環境で育ったきょうだいでも性格が違うように、過食のリスクも違うはずです。

　友達や芸能人のような他人ならなおさら。

　あの人がやっているから自分も大丈夫ということはありません。

　ダイエット方法もそうであるように、過食の回避方法も人それぞれです。

　「過食になったということは過食衝動に対して弱い部分がある」ということを認め、危険を回避しましょう。

　過食未経験の人でも、親が依存症や病的嗜癖の場合は人一倍の注意が必要です。

　ファスティング・断食健康法・酵素クレンズなど言葉はさまざまですが、要するにこれらは絶食や拒食の類であることを理解し、**みんなやってるから自分も大丈夫（過食にならない）と思わないこと。**

　基礎代謝を下回るようなカロリー制限も同じです。

　自分の意志や自制心を過信せず「人は人 自分は自分」でマイペースに進めましょう。

【過食を予防する対策のまとめ】

　過食衝動と闘ったら負けです。

　過食衝動と闘うのではなく、闘うような状況にならないように工夫するということ。

　エンカウント率を下げるということ。

　「私はもう一生過食しない！」と卒業宣言をするでもなく、「今日で〇週間も過食していない♪」とカウントするでもなく、「とりあえず今日だけは過食しない」を一日ずつ積み重ねた結果が一生であればいい。

3-K.「私の場合」の過食対策1・
食事内容編

　これが第3章の最後のテーマになります。

　ところで、この章で一番多く使われているワードは何だと思いますか。

　カウントしていないのですが「カロリー貯金」でもなければ「過食対策」でもないと思います。

　おそらく「私の場合」というワードを一番多く使っていると思います。

　今回はまさにその「私の場合」の過食防止策です。

　前述した一般的な対策を、私が私のためにカスタマイズしたものですので、私以外の誰にも合いません。

　あくまでも「合わないのは分かってるけど参考にできる部分はあるかな？」といった心持ちで眺めていただければと思います。

《食事内容》

　ブログ・Twitter・Instagramで食事内容を公開しています。

※なお「許可食材」も「禁止食材」も一切ありません。

消費カロリーと摂取カロリーの差が7200kcalで体重が1kg変わる

　体重管理の方法はこれだけです。

　という当たり前のことをテレビや雑誌で言っても面白くないので、世の中には新しいダイエット方法が出現します。

　例えば「○○食べるだけダイエット」も、○○だけに限定することで全体の摂取カロリーを減らす方法。

　そしゃく回数を増やすのも、食事時間を延ばして満腹

感を得られて結果的に全体の摂取カロリーが減る方法。

例えば「貯金するための方法は収入＞支出です」だと誰でも分かるし納得すると思うんです。

「袋分け」とか「レシート貼り付け」などさまざまな家計管理の方法がありますが、支出を可視化することで全体の支出を下げる目的があります。

体重管理も同じだと思っています。

タンパク質を必要量以上に摂る

運動をせず体脂肪率を減らすための方法です。

タンパク質を必要量以上に摂取していれば筋肉は減りませんので、これを守ったうえで消費カロリー＞摂取カロリーにすれば脂肪が減ります。

基礎代謝分は摂取する

そうですね。早くやせたいですよね。

特に拒食ハイのときは食欲がないと思い込めるので、むしろ摂取カロリーを減らすのは快感ですよね。

そんなとき、私は実験のネズミを思い出すことにしています。食べ過ぎた翌日でも、もちろん基礎代謝分は摂取します。調整したくなりますけど、そんなときも実験のネズミを思い出すことにしていますよ。

炭水化物（主食）を断たない

1日に1食はスパゲティやうどんなどの炭水化物を食べます。炭水化物といっても、菓子パンやお菓子だけではダメです。主食を食べることで、甘い物への欲求を下げて依存しないようにしています。

甘い物やジャンクフードは報酬回路を刺激すると習いましたからね。もし甘い物を食べたとしても、それとは別に主食も摂ることを心がけています。

222 第3章 ダイエットから過食へのドア、そして私が戻れた理由

夜快食

　朝400kcal・昼400kcal・夜400kcal……では、どの食事も満足できません。特にこの配分では夜が無理です。一日中脳を使って疲れていると、夜に自制心が弱ってきますからね。

　夕食から寝るまでの間に過食することが多かったことを勘案し、寝る直前に食べることにしました。

　若返りとかそういうのではなく、私の場合は単純にカロリー管理の工夫です。

日中は少しずつ糖分を摂取

　夜まで絶食・夜にドカ食いでは「間欠的で過剰」な食べ方になってしまいます。

　日中も何回か糖分を摂り、脳が飢餓状態になったり、空腹になりすぎたりしないようにします。私は甘い飲み物が苦手ですが、あえて砂糖を入れて飲んでいます。

　あ、ゼロカロ商品は糖分が摂れないのでダメです。

炭水化物ファースト

　いわゆる「ベジタブルファースト」の真逆です。

　炭水化物などの糖分を先に食べることで、脳の満足感を促します。

　ちなみにベジタブルファーストは血糖値の急激な上昇を抑え、糖質の吸収を緩やかにはしますが、カロリーの吸収率に差はありません。この炭水化物ファーストは食べ放題での食べ過ぎにも有効でした。

胃の満腹と脳の満足を同時に満たす

　野菜やこんにゃくなどの低カロリー食材で胃を満腹に（膨張）させても、脳が満足していないと、ソワソワしてきて過食になるという経験を繰り返しました。

私は脳を満足させ、かつ胃が満腹になることが必要なようです。

水分を摂ってアルコール回避
　お酒は飲みますが、自制心が低下してしまうのでできれば避けたいところ。
　これに対しては、買い物に行く前と食事の前に水分を摂ることがとても有効でした。
　「どうせビール飲むなら喉カラカラで飲みたい」という意識を逆に利用した方法ですね。

買い物へ行く前に糖分を摂る
　私の弱点は空腹時の値引きシール。
　買い物に行く直前に糖分を摂ることで、空腹をまぎらわし自制心を少し助けてあげられます。メモを見ながら目的のものだけ買うというのも有効です。

土鍋ご飯
　もう一つの弱点は土鍋で炊いたご飯。
　このつまみ食いで何度撃沈したことか。
　とりあえず無心に小分けして、最後ちょっと余ってもラップで包んでしまう。そしてその場から離れてしまう。
　さすがに土鍋にへばりついた米粒は食べていいけど、10〜20gで計上することにしています。
　ご飯が好きじゃないのに食べてしまうんだから、食欲ってすごいですね。

3-L.「私の場合」の過食対策2・ メンタルと運動編

《メンタル》

どうして「消費カロリー＞摂取カロリーを続ければ減量できる」と知っているのにできないのか。

人間には感情があるから、気持ちの浮き沈みがあります。そしてつい過食スイッチを押してしまう弱い部分があることも納得しました。

メンタルを鍛えるなんてスパルタはやめて、自制心を低下させないように工夫しています。

過食衝動と闘ったら負けです。

過食衝動と闘うのではなく、闘うような状況にならないように工夫するということ。

ましてや過食衝動に勝てると思って過信しない（絶食や基礎代謝以下に減らさない）。

カロリー収支の計算を毎日しない

私のように「ゼロか百か思考」の人がカロリー収支を毎日計算してしまうと、良い日とダメな日をつくってしまいがちです。

「今日はもうダメな日だ」と過食スイッチを押す理由を与えないことが大切だと思っています。何日かまとめて収支を計算することで、このジャッジをユルくします。

体重測定はタイミングを考える

「毎月〇日に測る」というようなルールはつくりません。

この日に最小値を更新しようと死力を尽くす（脱水行為）からです。以下は体重計に乗る際の心構えです。

●乗る前には何でもいいから理由をつけて前日より増えていると思い込む

●実際に増えていたら可及的速やかに忘れる

ブログよりも体重管理を優先

　一度始めたことをやめられない私が陥りがちなパターンは、ブログで食事内容や体重を公開することを意識しすぎて、カロリー管理や体重管理に対してストレスが増すということ。

　体重管理に影響が出そうなら更新を休むことも選択肢の一つです。

他人の体重と食事内容に左右されないよう気を付ける

　身長・骨格・代謝・生活スタイル・家族構成……体重管理に影響のある項目が人それぞれ違いすぎるので、同じ土俵で戦ったり、一緒に頑張ったりするのは難しいです。

　それでも交流のある人が最低体重を更新すればうれしいですし、食生活も参考になります。

　……こちらのメンタルが健やかなときはね（笑）。

　私は、食事量を減らしてしまいがちなときに、拒食（基礎代謝以下）タイプの食事内容を見ると影響を受けてしまいます。特に「ナチュラルに食欲がない」系の拒食報告は非常に響いてしまいます。

　そういう場合はしばらくブログを見ないようにするか、Twitterならミュートします。

　とにかく影響を受けやすいことを認識しているので、Twitterでフォローする範囲は狭いです。

　だから本当はフォローしたいのに、美味しそうな食事を一日に何回も見るのはつらいとか、基礎代謝を下回る摂取＆過活動でガンガン体重を減らしてしかも元気だった拒食ハイの自分がフラッシュバックしたり、過食に転じたことを認められなかった自分のつらさを思い出して刺さったり…とフォローできないことも多々あります。

使うアプリに注意

　摂取カロリーの計算と体重の記録は、それぞれに特化したアプリを使っています。

　これらを一緒に管理してくれる「ダイエット総合アプリ」系は使いません。

　たった数百グラムの体重の増減で説教されたり、かわいいキャラクターが落ち込んだりするのを見るのは、ジワジワと小さなストレスが蓄積します。また、摂取内容に対してダメ出しをされるのもつらいです。

　リアルでいろいろ言われるのもすごくストレスですが、アプリごときに言われるのもけっこうイヤです。

過食していない日数を数えない

「もう〇年と〇日も過食してない♪」と数えるのも「過食からは卒業した！」と断言するのもしないようにしています。

　過食はやめることが難しいのではなく、やめ続けることが難しいのなら、それは私が死ぬまで油断してはいけないことになります。油断した瞬間に過食スイッチを自ら押している姿が目に浮かびます。

不機嫌にならない

　家庭でも外出先でも、とにかくイライラしないことを最優先にします。イライラすることが過食の理由付けになってしまうというのが一つ。

　自分の体重管理のせいでイライラすることは周りの迷惑になるというのが一つ。

葉っぱに乗せて流す？

　座禅だったか、ちょっとどこで聞いたか忘れちゃいましたが。何かイヤなことがあったとき、川に一枚の葉っ

227

ぱが流れているところをイメージして、その葉っぱの上にイヤなことをそっと乗せてスーッと流れていくと思うことで心が静かになるとか。

いわゆる「スルー力」ってことだと思うんですけど。

これは私にとても合っていて、けっこうメンタルコントロールに役立っています。

食べ物をストレス発散材料にしない

言い換えると「私はついつい食べ物でストレスを発散しようとする」と認めることで、食べ物は栄養補給だと思い出せます。

過食スイッチが入るんじゃなくて「自制心が低下して過食スイッチを押して過食を許している」としっかり認識することと似ています。

自分にとって都合の悪い言葉を使う

例えば「チートデイ」だと語感もかわいいし、なんだか「食べても太らないズルしちゃう日☆」って感じがするけど「計画的過食」だと一気に冷めます（笑）。

「ご褒美スイーツ」じゃなくて「ねぎらい過食」にすると、ねぎらわれてない感じがして客観視できます。

運動

1日に20〜30km歩いて消費カロリーを上げようとする私のようなタイプはサボる心配なんてないんだから、逆に「運動はしない！」と断言するぐらいでちょうどいいと思います。でも断言できません。

それはこれを書いている今現在でも、私の中に過活動欲というものがガッツリ居座っているからです。

過食と同じように、まずはそこを認めることから始めます。股関節は時折痛みます。

228 第3章 ダイエットから過食へのドア、そして私が戻れた理由

体重管理は食事だけで可能です。

※ボディメイクは筋トレ必須ですが、私は興味がありません。

　今でも「食事制限だけでやせると失敗する」というようなセリフを聞きますが、運動で痛い目に遭った私の心はピクリとも動きません。

　消費カロリーと摂取カロリーの収支を管理して、タンパク質を必要量以上に摂取すること。今はそれを言い聞かせて、ぐっと運動をガマンします。

　再開しても1万歩以上は歩かないようにします（という書き方に葛藤が見え隠れしていますね）。

　これで、この章は終わりです。

　最後になりますが、これは「私が過食から卒業できた成功体験記☆」ではありません。**「私が過度なダイエットから過食に至ってしまった失敗談」**です。

　ダイエットの入り口付近にいらっしゃる方は、ぜひ反面教師にしてください。過食の入り口はいつでも開いているし、そのドアはいつでも行き来できるような気がするけど、それは違った。

解説 「カロリー貯金ダイエット」
おまけのトリセツです

エフ＝宝泉 薫（著述業）

1964年生まれ。主に芸能・音楽、ダイエット・メンタルヘルスに
ついて執筆。著書に『痩せ姫　生きづらさの果てに』などがある。

初心者にも、挫折しがちな
ベテランダイエッターにも、
おすすめできる理由とは？

　ダイエットとは本来「食餌療法」を意味する言葉です。それがもっぱら「痩せること」という意味で使われるようになり、今では日常においてもメディアにおいても極めて身近なありふれたものとなっています。

　とはいえ、そうなったのはせいぜいここ数十年の話。こんなにも多くの人が「ダイエット（＝痩せること）」を意識するようになったのは、人類の歴史のなかでもほんの最近のことです。というのも、人類は何百万年もの間、飢餓と戦ってきました。先進国ではその戦いからほぼ解放されたとはいえ、人間の心身は飢餓にうまく対応できるようになっています。つまり、飢餓を恐れ、そうならないよう栄養を取り込もうとするため、痩せにくく太りやすいようにできているのです。

　そんな人間という存在にとって、ダイエットは本能に逆行しようとすることでもあります。特に、現代の日本のような飽食の世の中にあって、食欲を抑制して痩せるのは至難のワザでしょう。極論すれば、ダイエットはうまくいかなくて当たり前なのです。

それを何より証明するのが、ダイエット方法をめぐる
変遷史です。百花繚乱といえば華やかですが、数知れな
い方法が提唱され紹介され、その流行や衰退が繰り返さ
れてきました。試行錯誤、あるいは迷走と呼んだほうが
しっくりくるかもしれません。

　というのも、正反対というべき方法がブームになった
りしているからです。ダイエットが巷の話題になり始め
た頃、ご飯、すなわち白米は「太りやすい食べ物」とし
て敬遠されたものでした。が、1980年代に料理研究家
の鈴木その子が白米中心のダイエットを提唱、多くの支
持を得ます。しかし、ここ数年はまた「糖質制限ダイエ
ット」が流行したりしています。

　また、かつては敵視されていた栄養素や食材に着目
し、脂肪をとって痩せるとか、痩せたいなら肉を食えと
いった意見も近年は出てきました。食事と運動をどう組
み合わせるかということにも決定的な正解は生まれてい
ないようで、議論が続いています。

　そんななか、○時以降に食べると太るとか、○○から
食べ始めれば痩せやすいといった「コツ」も紹介されて
きました。ただ、その信憑性はいささか心もとなく、一
種の「迷信」と考えたほうがよさそうなものもありま
す。そういう意味では、こんにゃくやりんごなどの「単
品ダイエット」も「魔法（の食べ物や飲み物）」にすがる
ようなものでしょう。

　そう、人間はなかなかうまくいかないとき、人知を超
えたものに頼りがちです。実際、有名人が出したダイエ
ット本のなかには、専門家から「医学的根拠はゼロ」と
いう逆の太鼓判を押されながら、ベストセラーになった
ものもあります。それこそ、緊張したときに行うおまじ
ないなどがそうであるように、迷信で安心したり、魔法
に夢を託したりするものなのです。

231

これに対し、ホネホネロックこと東城薫さんが実践している「カロリー貯金ダイエット」はどうでしょうか。その根底にあるのは「摂取エネルギー」と「消費エネルギー」の関係性、つまり「摂取が消費を下回れば痩せる」という原理のみです。そこに「迷信」や「魔法」は存在しません。「消費エネルギー」－「摂取エネルギー」＝「カロリー貯金」という計算式に従い、その貯金を積み重ねていけば、何をいつどのように食べても痩せられるという、いたってシンプルな方法です。

　ただ、カロリー計算で痩せるという発想自体は昔からありました。そういう意味では原点回帰、さらにはその原点をより重要視して、ほかは切り捨ててしまう方法だともいえます。これはダイエット方法変遷史の観点からも、なかなか有効なやり方なのです。

　というのも、ダイエットという文化を一つの木だとするなら、今は枝葉が繁りすぎ、幹が隠れているような状態だからです。換言すれば、ダイエットという文化そのものが太りすぎてしまったともいえます。そこで、枝葉を切り、贅肉を削ぎ落とすことで、痩せるために必要なことが何か見えてくるのではないか、そうやって実際見えてきたのが「カロリー貯金」だったというわけです。

　東城さんもまた、過去にさまざまなダイエットを試し、葛藤してきたといいます。その経験を通して、ついにたどり着いたのがこの方法なのです。それを思えば、過去にダイエットをしてみたもののうまくいかなかったという人にとって、この方法は大いに試してみる価値ありなのではないでしょうか。

　一方、初めてダイエットをする人にもこれはおすすめです。知識や経験に乏しい段階なら、まずはシンプルな方法から入ったほうがやりやすいのではと思うからです。

　つまりはそれほど、世の中には数多くのダイエット方

232　解　説「カロリー貯金ダイエット」おまけのトリセツです

法があふれています。そして、その状況はダイエットをむしろややこしいものにしているように感じるのです。

　ではなぜ、そういう状況がもたらされたのでしょうか。その根本には、人間にとって「ダイエットはうまくいかなくて当たり前」という現実があります。そんななか、カロリー計算というシンプルな努力を続けるのはけっこう面倒です。ほかによさそうな方法があれば、手を出したくもなるでしょう。

　しかも、なかには大金を払っても痩せたいという人がいます。その結果、ダイエットの商業化が進むことになりました。ダイエット方法を提唱し、紹介することがビジネスとして成立するわけです。

　ここ数年、成功を収めたダイエットビジネスといえば、ライザップがあります。体型管理のプロがあの手この手で痩せさせてくれる便利なサービスです。テレビＣＭ用の宣伝料だけでもかなりの金額をかけていると思われ、実際の費用もそれなりのようですが、あのＣＭのように痩せられるならお安いものだと感じる人も多いでしょう。いわば、ハイリスクハイリターンのダイエット法です。

　ただ、この手のサービスの弱点は、退会後にリバウンドする恐れがあることです。そういう意味では、成功率100％とはいえません。

　とはいえ、成功率100％の方法が生まれ、みんながダイエットに成功してしまうようになると、産業全体としては頭打ちです。むしろ、ほどほどに失敗して、次から次へと方法を乗り換える人が多いほうが、ダイエットビジネスは安泰なのです。つまり、ダイエット方法をめぐる状況が混沌としてややこしいくらいのほうが、業界側にとってはちょうどよかったりもするのです。

　そんな状況にあって、東城さんは「カロリー貯金ダイ

233

エット」という、いたってシンプルで、費用のかかりにくい方法を提唱しています。学者でもタレントでもなく、主婦としてもっぱら家事や育児にいそしむ彼女があえてＳＮＳで発信し、この本を書く動機は自身の苦い経験のようです。すなわち、自分のようにダイエットで苦しむ人の何か手助けができたら、と──。

　実をいえば「ダイエットはうまくいかなくて当たり前」というだけではありません。ダイエットは本能に逆行しようとすることでもあるので、かなりの確率で「病む」ことになります。そのリスクを減らすうえでも「カロリー貯金ダイエット」は有効なのです。

ダイエットに潜む
「病む」リスクとも、
オサラバできます！

　ダイエットで「病む」といえば、多くの人は摂食障害を思い浮かべることでしょう。その症状としてよく知られているのは、極端な食事制限や激しい過食嘔吐だと思われますが、それ以外にも、非嘔吐過食や過活動、チューイング、下剤の濫用といったさまざまなものがあります。

　また、自分ではそれほど病んではいないと思っていても、ダイエットをしたら心身の調子がどこかおかしくなってしまったと感じている人は少なくないはず。いわば、摂食障害予備軍のような状態です。

　とはいえ、専門家はダイエットと摂食障害について、別モノだといいます。確かに、ダイエット以外の理由で発症する人もいますから、この両者が等号で結ばれない

234　解　説「カロリー貯金ダイエット」おまけのトリセツです

のも事実です。

　しかし、その相関関係を証明するように、ダイエット意識が高まるにつれて、摂食障害も増えてきました。摂食障害自体は数百年前から症例報告がされてきた病気ですが、飛躍的に目立ち始めたのは20世紀終盤以降、それも欧米や日本のような先進国でのことです。

　そういう意味で、ダイエットと摂食障害とは、必ずしも原因と結果という関係ではないものの、地続きのようなところに位置しているといえます。例えば、前述した鈴木その子が独自のダイエット方法を提唱し始めたのは、息子を拒食症による事故で亡くしたことが動機でした。やがて、彼女は摂食障害の治療にも力を入れるようになり、その独自のダイエット方法で改善したという人も出てきます。つまり、ダイエットから摂食障害になることもあれば、摂食障害がダイエットでよくなることもあるというわけです。

　これは一見、不思議なことのようでいて、実は当然なことです。ダイエットにも摂食障害にも、その根底には「痩せ願望」があり、それをいかに解決するかが最大のテーマなのですから。東城さんはまさに、その生き証人にして、よきお手本です。ダイエットに励むうち、摂食障害になり、彼女はそれを「カロリー貯金ダイエット」によって改善しました。

　この事実は「カロリー貯金ダイエット」において病むリスクが低いということの証明でもあるでしょう。ではなぜ、そうなのか。ダイエットで病みやすい人には性格的な特徴があります。その最たるものが、完全主義というものです。

　これは目標に対し、ストイックに頑張れるという意味で、ダイエット向きな性格でもあるのですが、両刃の剣だったりもします。ついついやりすぎてしまったり、目

235

標とのズレに落ち込んだりしがちだからです。

　そういう性格の人にとって、巷にあふれるダイエット方法は時に落とし穴になります。決められたルールを守ろうとしすぎたり、守れなかったことがストレスとして蓄積されたりして「病む」ことにつながってしまうのです。

　そこへいくと「カロリー貯金ダイエット」はかなりシンプルです。食材選びや運動などのルールに縛られることもなく、気にするのはカロリーの差し引きだけなのですから。

　もちろん、その差し引きを大きくしすぎると、無理が生じ、続けられなくなったり、反動も起きるようです。それについて東城さんは、自身の経験から、無理のない設定をしています。これは参考にできるのではないでしょうか。

　さらに特筆したいのは、ダイエットに終わりはないということです。がっかりする人もいるかもしれませんが、ダイエットに完全なゴールはありません。理想をいえばキリがないのですから、ま、このあたりでいいか、という暫定的なゴールを決めることになります。

　しかも、それは努力によって到達したゴールです。そこにとどまるには、引き続き、努力が必要です。「カロリー貯金ダイエット」のよいところは、維持したいときの目安が分かりやすいことでしょう。体重が安定しているなら、それはカロリーの収支が合っているわけで、そのカロリーでの状態を保っていけばいいことになります。

　ダイエットに終わりがないというのは、ちょっと気が遠くなることでもありますが、こう考えることもできます。経済的に豊かな生活をしていくうえで、収入と支出のバランスが取れていることが大事なように、自分が心地よい体型でい続けたいなら、カロリーの収支バランスも常に大切だということです。東城さんのダイエット方

法は、そんなことも教えてくれています。

　そして、それだけを気をつけていれば、ダイエット情報が氾濫する荒海のような世の中にあっても、難破したり溺れたりする心配はありません。まさにダイエット大航海時代を安全に過ごすための「羅針盤」のようなダイエット方法だといえるでしょう。

　と同時に、病むリスクも低くする「処方箋」のようなものでもあります。

　例えば、目指す体型について、彼女はみなそれぞれでよいのでは、と言います。カロリーの収支はあくまで体重変化の目安であり、心地よくいられるBMIや体脂肪率も人によって違うはず。なりたい体型に合わせて、まずは体重をめぐる葛藤を穏やかにしていけば、食材や運動にこだわる余裕も生まれます。ダイエットの困難さを思えば、これが理にかなったスタンスなのです。

　要するに、ダイエットとは心と体をフィットさせるために行うものです。心が願う理想と体が示す現実とをいかに近づけるか、そのためには余計な混乱を避け、できるだけシンプルに自分と向き合うことが効果的です。カロリー以外のことを気にせず、数字やグラフをパートナーにしながら自力でできる「カロリー貯金ダイエット」はうってつけといえるでしょう。

　心と体のアンバランスを解消していけば、今以上の幸せを感じられるはず。あなたもぜひ、お役立てください。

※238〜242ページに、ダイエット方法の変遷をまとめた年表を掲載しました。あ、これこれ、私も試したことがある、なんて人もいらっしゃるのでは。カロリー貯金ダイエットのよさに気づくための参考にしていただければ、幸いです。

夢と挫折の
ダイエット70年史

'50s-60s

- モデルの伊東絹子がミスユニバースに入賞、八頭身美人が流行語となる。(53年)
- NHKが『美容体操』の放送を開始。(54年)
- タニタが日本初の家庭用体重計を発売。(59年)
- 『テレビとともにやせましょう』(読売テレビ)放送開始、のちに全国ネットとなる。指導者は「和田式フィギュアリング」の和田静郎。(61年)
- この時期から女性週刊誌がさまざまなダイエット記事を紹介し始める。
- ツイッギー来日で、ミニスカートがブームに。(67年)

主なダイエット本

『すらりと美しくなる本』和田静郎

'70s

- 弘田三枝子の『絶対やせる ミコのカロリーBOOK』がベストセラーに。芸能人のダイエット本の先駆けとなる。(70年)
- 「食べたーい、でもやせたい」のCMコピーで、ハイマンナンがヒット商品に。こんにゃくダイエットが流行する。
- たかの友梨ビューティクリニック、設立。(79年)

主なダイエット本

『食べるだけでやせる健康食』中村鉱一

『よう子の3分間ヨーガ―美しくやせて健康な心と体をつくる本』麻生よう子

主なダイエット方法

クボタ式耳ツボダイエット、セックスでやせる、ルームランナー、スタイリー、伊藤式もみだし痩身法

80s

- 料理研究家の鈴木その子が『やせたい人は食べなさい』を出版。以後、カリスマ的人気を博していく。(80年)
- 世界初の缶入りウーロン茶、発売。(81年)
- 米国女優のジェーン・フォンダがエアロビクスビデオを発売。その後、日本でもエクササイズが大流行する。(82年)
- 拒食症を患っていた歌手、カレン・カーペンターが心不全で死去。(83年)
- 俳優の川津祐介が『不思議な面白減量法 こんなにヤセていいかしら』を出版。200万部以上という空前の売り上げを記録し、骨盤体操が流行する。(88年)
- ダイエット情報を中心とした健康雑誌『FYTTE』が創刊される。(89年)

主なダイエット本

『やせる+美肌――マッハのハトムギ美人になろうよ』マッハ文朱

『金沢明子・秘密のダイエット――宿便をとったら、1カ月で6キロやせた』金沢明子・佐藤信義

『ポカポカあたためてグングンやせる』畠山みどり ※紅茶キノコ

『月見草でいきいきやせた』キャシー中島・林寛子

『10分間体操と酢大豆でキラキラやせた』瀬川瑛子

『ジェーン・フォンダのワークアウト』

『ヤセたいところがすぐヤセる カチンカチン体操』うつみ宮土理

『海老名美どりの20kg減量3分間体操』

主なダイエット方法

鈴木式スーパーダイエット、りんごダイエット、粉ミルクダイエット、パイナップルダイエット、デンマーク式ゆでたまごダイエット、マイクロダイエット、マクロバイオティック食事法、玄米正食、液体プロテイン、パラフィンパック

90s

- タニタが世界初の家庭用体脂肪計付きヘルスメーターを発売。(92年)
- ＴＢＣのＣＭ「ぜったいきれいになってやる」(坂井真紀出演)が話題に。(92年)
- 同じく「私脱いでもスゴイんです」(北浦共笑出演)が話題に。(95年)

- アイドルの宮沢りえが激やせで騒がれる。(95年)
- 東電OL殺人事件。被害者の摂食障害が取り沙汰される。(97年)

主なダイエット本

『アイスクリームでヤセなさい──減量のヘタな人へ』リサ・バクスター

『体型別　簡単料理でおいしくヤセル』飛石なぎさ

『世にも美しいダイエット』宮本美智子

『おなかが凹むインド式ダイエット』真理アンヌ

『ガルシニア9キロダイエット‼──飲むだけでヤセる‼』甲賀瑞穂

『今度こそ、やせる──ダンベル・ダイエット』鈴木正成

『ピンクの電話・都ちゃんのもう、デブとは呼ばせない──15キロ減に成功した私のダイエット日記』竹内都子

『みんなに黙ってダイエット』高橋真美

主なダイエット方法

ヨーグルトダイエット、唐辛子ダイエット、ギムネマダイエット、キトサンダイエット、ゴーヤ茶ダイエット、寒天ダイエット、黒酢ダイエット、もろみ酢ダイエット、置き換えダイエット、やせる石鹸、ラップダイエット、風船ダイエット

2000s

- カロリミット、販売開始。(00年)
- 『B.C.ビューティー・コロシアム』(フジテレビ系)が放送開始。(01年)
- 中国のやせ薬で死者が出る。(02年)
- 『デューク更家の美しくなるウォーキングダイエット［ビデオ］』がヒット。(03年)
- ビリー・ブランクスの『ビリーズブートキャンプ』がヒット。(05年)
- モデルのアナ・カロリナ・レストンが拒食症による栄養失調で死去。(06年)
- おたく系文化人の岡田斗司夫が『いつまでもデブと思うなよ』を出版。レコーディング・ダイエットがブームとなる。(07年)
- メタボ健診、開始。(08年)
- 『世界一の美女になるダイエット』(エリカ・アンギャル)が話題に。著者はミス・ユニバース・ジャパン公式栄養コンサルタント。(09年)

夢と挫折のダイエット70年史

> 主なダイエット本

『低インシュリンダイエット―ちゃんと食べてしっかり痩せる』永田孝行

『ミネラル豆乳ダイエット』赤星たみこ

『チョコレート・ダイエット』楠田枝里子

『酵素でやせるローフードダイエット！』笹生暁美

『ダイエットやめたらヤセちゃった』夏目祭子

『1分骨盤ダイエット』大庭史榔

『1日5分でくびれボディ―美腰ダイエット』SHINO

『美へそダイエット』植森美緒

『クワバタのくびれダイエット』くわばたりえ ※コアリズム

『ザ・トレーシー・メソッド DVD Book』トレーシー・アンダーソン

『1日10分〈クイック→スロー〉で自在に肉体改造 体脂肪が落ちるトレーニング』石井直方 ※スロートレーニング

『Tarzan特別編集 渡辺満里奈 ピラティス道 (Magazine House mook)』

『DVD付 モムチャンダイエット』チョン・ダヨン

『バンド1本でやせる！巻くだけダイエット（骨格矯正バンド付き）』山本千尋

『NHKためしてガッテン流 死なないぞダイエット』北折一 ※計るだけ

『読むだけでやせる！3行ダイエット』戸田晴実

『恐怖のカロリーブック』岩﨑啓子

『メタボ氏のための体重方程式』乾哲也

> 主なダイエット方法

国立病院ダイエット、炭水化物抜きダイエット、プチ断食、
朝バナナダイエット、キウイ呼吸ダイエット、夜キャベツダイエット、
夜トマトダイエット、納豆ダイエット、
シャングリラ・ダイエット（※オリーブオイル）、DHCプロテイン、
デトックス、フラフープダイエット、レッグマジック、バランスボール、
ターボ・ジャム、加圧トレーニング、アブトロニック

'10s

- ライザップが設立される。**(10年)**
- 『糖質制限ダイエットで何の苦もなく糖尿病に勝った！』（桐山秀樹）を機に、糖質制限ブームが起きる。**(11年)**

241

- 『DVD付 樫木式カーヴィーダンスで部分やせ！』（樫木裕実）がヒット。(11年)
- 『美木良介のロングブレスダイエット』がヒット。(11年)
- タニタが丸の内にタニタ食堂1号店をオープンする。(12年)
- やせ型女性の割合が過去最高になったと、厚生労働省が報告。(14年)
- フランスで細いモデルや細くする写真加工を制限する法律が施行される。(17年)

主なダイエット本

『体脂肪計タニタの社員食堂』タニタ

『やせたければ脂肪をたくさんとりなさい ダイエットにまつわる20の落とし穴』ジョン・ブリファ

『痩せたい奴は肉を食え 糖質制限のあらゆる疑問に答える「誰でも簡単にできる糖質コントロール食事法」』松田としや

『やせるおかず 作りおき: 著者50代、1年で26キロ減、リバウンドなし！』柳澤英子

『ステップあやの食べて痩せた！最後のダイエット』

『美姿力UP！DVDつき 兼子ただし ドSストレッチ完全版─飽きずに毎日できる！』

『寝るだけ！骨盤枕ダイエット』福辻 鋭記

『世界一やせるスクワット』坂詰真二

『AYAボディメソッド DVD付き 1日15分2週間でタフ×ビューティ・ボディ』※クロスフィット

『モデルが秘密にしたがる体幹リセットダイエット』佐久間健一

『美姿勢をつくるスリッパ付き はくだけ！スリッパダイエット』谷英子

『TRF イージー・ドゥ・ダンササイズ DVD BOOK ESSENCE』

『4ヵ月でここまで痩せました！餅田コシヒカリのダイエット日記』

『運動指導者が断言！ダイエットは運動1割、食事9割』森拓郎

『ココロでやせるダイエット』心屋仁之助・和田ゆみこ

主なダイエット方法

グルテンフリーダイエット、ダッシュダイエット、ヒルズダイエット、ココナッツオイルダイエット、塩麹ダイエット、グリーンスムージー、サバ缶ダイエット、夜ヨーグルトダイエット、朝食抜きダイエット、体内時計ダイエット、食べる順番ダイエット

参考サイト

「この本を書くにあたって
お世話になったサイト」ではなく、
「私がこうして生きているためには
出合う必要があったサイト」ぐらい
重く書いても重すぎることはない。
そんなサイト（ブログ）を
三つ紹介させてください。

「体重はカロリーだ！」

wp.w8eq.com/

私のバイブルです。（勝手に）師匠と呼ばせていただいている乾医師が「体重を減らすにはカロリーを減らすだけで十分。カロリー以外の食べる時刻や食品の種類などは気にしなくて構わない」ということを書いてくださっています。トンデモ情報の海で遭難しているダイエッターに港の位置を知らせてくれる灯台のような存在です。素人にでも分かるように工夫されてたり、コメントへの丁寧な返信など、愛と情熱を感じます。

「メディカルサイエンスエッセイ 寝椅子の下 第Ⅳ部 うまくいかない心 病的嗜癖関連障害編 （こば心療医院）」

http://park3.wakwak.com/
~dr.koba/Library/Book3/
Book3_Ch4_Sec5.html

過食に至る脳のメカニズムを教えていただきました。初めて拝見した時に受けたショックは忘れられません。アルコール依存症について勉強していただけに、そして身内として苦しんだ経験があるだけに、自分が同じ道をたどっていることが信じられず、受け入れられず、とてもつらかったです。でも、それがあったからこそ今があります。感謝しています。

「40kg痩せたけど、 女子力磨くの忘れてた」

https://ameblo.jp/
mochiyokomewo

モチヨさんが、漫画やイラストで面白く分かりやすく自身のダイエット記録を発信しています。カロリー計算はダイエットブログ界では少数派だということもあり、親近感をおぼえたのが最初です。読み進めるほどにモチヨさんの健やかで正しいダイエット方法や考え方に感動し、Twitterで話しかけました。
今ではLINEで、日々の報告から悩みまで毎日伝え合う親友になりました。本文で「ある人」として私が作成したモチヨさんのデータを使わせてもらっています。モチ子（普段の呼び方）！いつもありがとう！何度も何度も救われてるよ！

あとがき

　のっけから重い言葉になりますが、「これで死ねるなぁ」というのが書き終えた感想です。

　いえ、何か事を起こすつもりはないですよ。

　私が極端な減量からうっかり過食になってしまって、そこからカロリー貯金を生み出したことが、これでずっとずっと残るんだなぁと思ったんです。

　黒歴史と言えばそうなんでしょうけどね。

　それでも、それを反面教師にして過食沼にハマらずに済む人がいれば本望です。

　ブログのコメントやメッセージでも、一般人の私に「感謝してます」とか「このブログのおかげで」と言ってくれる人がいて、逆にこちらがお礼を言いたいぐらい励みになっています。

　励み…だけではないですね。

　あんなに情けなくて不甲斐なくて辛かった過食や過活動やその他もろもろの経験が、ただの失敗じゃなくて意味があるものになったような。

　どうしても「過食になって良かった」とは思えないけど、それでもあの頃の私が少し報われたような許されたような気がするんです。

　そしてそれをブログサービスという、ネットという、いつ消えるかもしれない場所に置いておくのではなく、こうして本にできた。

「これで安心して死ねるなぁ」と、そういう意味です。
この機会を与えてくださったエフ=宝泉薫さん、それを
形にしてくださったKKベストセラーズの鈴木さん、あ
りがとうございました。

　また、私が情報を発信しているだけでは本にならなか
ったと思います。

　カロリー貯金を実践して広めてくれたカロ貯民やブロ
グ読者の皆さん、感謝しています。

　最後に、感謝の気持ちをここに記しておきたい人たち
がいます。

　ブログにもこの本にも書かなかったことです。

　2013年からの拒食や過食の流れで「何をどう食べるか
どうやって消費するか」そのことばかり考えて、何に対
しても感情が動かなくなっていた時期が長く続きました
（おそらく報酬回路不全症候群になっていたのでしょう）。

　2015年6月29日、ある歌手の声にハッとさせられま
した。

　曲を集めたり動画を観つつ情報収集し、Twitter等で
ファンの人たちと交流していることを知ります。

　それがとても愉快で楽し気で。

　岩戸を開けて出ていくように、気づけば私もその輪に
入れてもらい、いつの間にか交流を楽しめるようになっ
ていました。

　あの「とりあえず今日は死なない」という低い低いハ

ードルを越えるだけで精一杯だった私が、数か月後のライブやイベントを楽しみにできるようになったんです。

　そしてつい先日…これを書いているのは2018年5月8日ですが、4月28日にファンの集いがありました。
参加者へのお題は「手紙を書いてくること」。

　オンステージで読みたい人の中から抽選で一人だけ選ばれ、ご本人の目の前で手紙を朗読できる企画です。
その会場の希望者（300〜400人？）の中から彼が引き当てたのが私でした。

　ファンの皆さんの温かい拍手の中、ステージへ上がり、彼とファンの皆さんへ感謝の気持ちを直接伝えることができました。

　Chageさん、チャッピー（ファンの総称）さん、本当にありがとうございました。

「これで安心して死ねる」というのは正直な想いですが、天寿までもう少し時間があるなら楽しい方を選んでいきたいと思えるようにもなりました。

　ダイエットもそうです。

　みんながなるべく健やかに望む体重体型でいられますように。

ホネホネロック（東城 薫）

著者略歴

ホネホネロック（東城 薫）

1976年6月22日大阪市に生まれる。高校三年、ミュージカルのレッスンを開始。高校卒業後、アマチュア劇団や大阪市市民劇団などで舞台出演。97〜99年、ニューヨークへ留学。2003年4月、上京し全国公演ミュージカルに出演。その後05年まで、ライブハウスのボーカルやサロンオーケストラの歌手として活動。05年結婚、06年出産。08年からは一般の会社で契約社員として勤務。13年春に64kgあった体重を12月には48kgまで落とす。ブログ「ホネホネ式カロリー貯金」を開設。過食・過活動・拒食などを繰り返し、体重も46kgから59kgの間で増減を繰り返す。16年3月から「カロリー貯金」を軸とした減量を始める。

カロリー貯金ダイエット

2018年6月5日　初版第一刷発行

著者	ホネホネロック（東城 薫）
発行者	塚原浩和
発行所	KKベストセラーズ
	〒170-8457 東京都豊島区南大塚2-29-7
	電話 03-5976-9121
	http://www.kk-bestsellers.com

印刷所	錦明印刷
製本所	ナショナル製本
DTP	三協美術
装丁	フロッグキングスタジオ

定価はカバーに表示してあります。
乱丁、落丁本がございましたら、お取り替えいたします。
本書の内容の一部、あるいは全部を無断で複製模写（コピー）することは、
法律で認められた場合を除き、著作権、及び出版権の侵害になりますので、
その場合はあらかじめ小社あてに許諾を求めてください。

©Honehonerock (Tojo Kaoru) 2018 Printed in Japan ISBN 978-4-584-13878-6 C0077